# 家有精神障碍患者
# 怎么办？

钟国坚 黄文华 高建箱 主编

**SPM** 南方出版传媒

广东科技出版社 | 全国优秀出版社

·广 州·

## 图书在版编目（CIP）数据

家有精神障碍患者怎么办？/钟国坚，黄文华，高建箱主编．—广州：广东科技出版社，2021.3
ISBN 978 - 7 - 5359 - 7617 - 8

Ⅰ. ①家… Ⅱ. ①钟…②黄…③高… Ⅲ. ①精神障碍—防治 Ⅳ. ①R749

中国版本图书馆 CIP 数据核字（2021）第 035480 号

**家有精神障碍患者怎么办？**
Jia You Jingshen Zhang'ai Huanzhe Zenmeban?

出　版　人：朱文清
特邀编辑：曾　冲
责任编辑：马霄行
封面设计：林少娟
责任校对：陈　静　杨峻松
责任印制：彭海波
出版发行：广东科技出版社
　　　　　（广州市环市东路水荫路 11 号　邮政编码：510075）
销售热线：020 - 37592148／37607413
http：//www. gdstp. com. cn
E-mail：gdkjcbszhb@ nfcb. com. cn
经　　销：广东新华发行集团股份有限公司
印　　刷：佛山市浩文彩色印刷有限公司
　　　　　（南海区狮山科技工业园 A 区　邮政编码：528225）
规　　格：889mm×1194mm　1/32　印张 6.375　字数 155 千
版　　次：2021 年 3 月第 1 版　　2021 年 3 月第 1 次印刷
定　　价：33.00 元

如发现因印装质量问题影响阅读，请与广东科技出版社印制室联系调换
（电话：020 - 37607272）。

# 编 委 会

主　编　钟国坚　黄文华　高建箱
副主编　冯　杏　梁　敏　梁超胜
编　者　（以姓氏笔画为序）
　　　　王亨林　冯　杏　刘付海针　李小雁　李绍玲
　　　　杨婵妃　何建军　余海玲　陈年娣　林志艺
　　　　钟国坚　莫小杏　贾永涛　徐英妹　高建箱
　　　　容兆珍　黄文华　黄隆光　梁　敏　梁文茵
　　　　梁郁驰　梁超胜

# 前　　言

　　精神障碍患者的家庭康复是精神医学和精神卫生领域重要的研究课题。赵振环等专家认为："如果家属能理解和关心患者，共同学习精神卫生知识，做好患者的家庭康复与护理，就可以减少疾病的复发。"广东省卫健委彭刚艺教授说："护理的终极目标是使人健康，护理的最高境界是教会患者自我照顾，帮助患者获得健康，直至不再需要护理照顾！"《中华人民共和国精神卫生法》的颁布实施，则从法律的层面上强调，精神障碍患者的监护人和社会公众有责任帮助患者实现康复。

　　精神障碍，是由各种原因引起的感知、情感和思维等精神活动的紊乱或者异常，可导致患者明显的心理痛苦或者社会适应等功能损害。许多人对这类疾病似乎很畏忌，患者家庭也容易产生病耻感，不少家属面对患者往往感到束手无策，不知如何去寻求医学上的帮助与支持。为了让精神障碍患者家属正确认识和全面了解精神疾病，掌握精神障碍患者家庭康复护理技能，让患者得以更好地实现居家治疗和康复，减少精神残疾给个人、家庭、社会带来的损失，茂名市第三人民医院的医护团队做了"社区家庭康复模式对精神分裂症患者院外康复的影响"的专题研究，结果证实社区家庭康复模式可提高精神分裂症患者的院外康复效果。为了惠及更多的精神障碍患者及其家庭，为他们提供精神疾病和精神卫生的专业知识及相应的生活技能，同时也为了给精神障碍患者及其家属答疑解惑、培训精神障碍患者家属成为合格的照护专家，并为其提供精神卫生援助，我院医护团队在多年研究及临床积累的基础上编写了《家有精神障碍患者怎么办?》一书。

本书共分为4章16节。

第一章详细介绍了精神障碍的相关概念、家属的义务、国家对残疾人的优惠政策等，分析了精神障碍患者家属的心态及调整不良心态的方法。

第二章较系统地介绍了常见的精神症状、精神科常见的精神疾病综合征，以及常见精神障碍的病因、临床表现、预后等知识。

第三章详细介绍了精神障碍患者药物治疗、物理治疗、心理治疗的方法，以及精神障碍的预防及康复知识。特别介绍了茂名市第三人民医院开展的家属学校康复模式。

第四章详细介绍了精神障碍患者家属的求医技能、日常生活中的家庭护理技能、与精神障碍患者相处的技能、家庭康复训练技能及患者出现紧急情况时的应对技能等。

本书编写组聚集了茂名市第三人民医院医疗、护理、康复、医学影像、医学检验、药学等方面的各层级专家。在编写过程中，专家们首先对患者、家属及社会人士进行相关知识需求的访谈，然后以需求为主线，查阅大量的文献资料，结合自身工作经验，提炼总结出具体的内容。本书内容简单易懂，不但可作为向精神障碍患者及其家属、社区精神卫生人员普及精神卫生知识的读本，也可以作为普通公民、医护人员自学精神卫生知识的读物。

本书在编写过程中，参考了国内许多专家学者的研究成果，相关著作、论文等均在参考文献中列出，在此向各位专家学者表示衷心感谢！

本书在编辑、出版过程中，得到广东省卫健委医政处彭刚艺教授的指导和支持，在此表示诚挚的感谢！

因编者的水平所限，书中难免有不当之处，恳请各位专家和同行及读者批评指正！

编　者

2020 年 3 月

特别说明：本项目为广东省医学科研基金项目和 2017 年广东省科技发展专项资金（纵向协同管理省市联动）计划项目，并获得全额研究经费资助（项目编号分别为：A2017467、2017B020246034）。

# 目　　录

◄ **第一章　面对现实　调整心态** ►

1

◀ **第二章　精神卫生知识** ▶

## 第三章　精神障碍的治疗方法

◀▶ 第四章　精神障碍患者家属的日常应对技能 ▶

# 第一章

# 面对现实
# 调整心态

# 第一节  与精神障碍相关的概念

精神活动又称心理活动，是人脑在反映客观事物时所进行的一系列复杂的功能活动，主要包括认识、情感、意志（行为）等过程。提起精神障碍，有的人就很容易想到"癫子""疯子"等，以为打打闹闹、哭笑无常是精神障碍的唯一表现。其实，这种看法是不对的、片面的。

 **什么叫精神障碍**

《中华人民共和国精神卫生法》（以下简称《精神卫生法》）中指出：本法所称精神障碍，是指由各种原因引起的感知、情感和思维等精神活动的紊乱或者异常，导致患者明显的心理痛苦或者社会适应等功能损害。本法所称严重精神障碍，是指疾病症状严重，导致患者社会适应等功能严重损害、对自身健康状况或者客观现实不能完整认识，或者不能处理自身事务的精神障碍。

 **人为什么会得精神障碍这类病**

精神障碍的病因是多方面的，包括遗传、神经发育异常、感染、躯体疾病、创伤、营养不良、毒物等，这些致病因素互相作用，并在不同的个体中起着不同的作用。

（1）遗传因素是导致精神障碍出现的主要原因。精神障碍具有一定的遗传性，如一个家族中有人患有精神障碍，那么这个家族中的其他人出现精神障碍的概率就会大大增加。

（2）社会心理因素同样会导致人出现精神障碍，比如负性生活事件或生活压力较大等都会导致精神障碍的发生。

（3）各种理化因素，比如感染、创伤、营养不良等对于人体的影响都是极大的，都可能导致人的大脑受到影响，从而诱发精神障碍，因此在生活中注意预防外部不良因素的影响是十分重要的。

 心理健康的概念是怎样的

　　心理健康是人在成长和发展过程中，认知合理、情绪稳定、行为适当、人际和谐、适应变化的一种完好状态。心理健康状态本身就蕴含着人与人的和谐、人与自然的和谐、人与社会的和谐、人与政治的和谐等四个层面。

四 心理异常的含义是什么

　　当个体的心理活动及行为不能适应环境而使人难以理解，其各种心理活动和行为不能保持协调，继而失去良好的社会功能，在长期的生活中形成狭隘的人格，不能保持相对稳定而使他人难以捉摸时，即可被视为心理异常。

 心理健康有什么特征

（1）智力正常。

（2）自我意识明确。

（3）适应社会生活。

（4）情绪稳定，乐观，心境良好。

（5）善于与人相处，人际关系和谐。

 **心理健康素养十条**

为了让更多人重视心理、精神疾病，国家卫健委疾控局结合中科院心理健康素养网络调查结果，针对社会对心理健康的主要关切，并经过多方专家论证，编制了"心理健康素养十条（2018 年版）"。

第一条：心理健康是健康的重要组成部分，身心健康密切关联、相互影响。

一个健康的人，不仅在身体方面是健康的，在心理方面也是健康的。心理健康事关个体的幸福、家庭的和睦、社会的和谐。

第二条：适量运动有益于情绪健康，可预防、缓解焦虑和抑郁。

那做哪些运动有益于情绪健康呢？太极拳、瑜伽等注重自身呼吸的运动有助于平复情绪、缓解焦虑。

第三条：出现心理问题积极求助，是负责任、有智慧的表现。

出现心理问题却不愿寻求专业帮助是常见的有害健康的表现。

（1）不愿寻求专业帮助的原因：认为去见精神科医生或心理咨询师就代表自己有精神、心理疾病，认为病情严重才有必要就诊，认为寻求他人帮助就意味着自己没有能力解决自己的问题，担心周围的人对自己的看法，等等。其实求助于专业人员既不等于有病，也不等于病情严重。

（2）善于求助的好处：往往心理比较健康的人都能够积极求助，因为他们更勇于面对问题，能够主动做出改变，对未来有更乐观的态度。积极求助本身就是一种能力，也是负责任、关爱自己、有智慧的表现。出现心理问题可求助于正规医院的相关科室、专业的心理咨询机构和社工机构等。

（3）求助的内容：包括寻求专业的评估和诊断，获得心理健康知识教育，接受心理咨询、心理治疗与药物治疗等。

第四条：睡不好，别忽视，这可能是心身健康问题。

（1）常见的睡眠问题：包括入睡困难、早醒、夜间醒后难以入睡、经常做噩梦等。

（2）睡眠不良的后果：睡眠不良提示存在心理问题或生理问题，是心身健康不可忽视的警示信号。多数睡眠不良是情绪困扰导致的，抑郁、焦虑等常见情绪问题都可能干扰睡眠。焦虑往往导致入睡困难，抑郁则常常造成失眠、早醒等问题。另一方面，睡眠不良会影响心理健康，加重心理疾病。睡眠不足还会损害情绪调控能力，使负面情绪增加。

第五条：抑郁、焦虑可有效防治，需及早评估，积极治疗。

（1）抑郁症和焦虑症都是常见的心理疾病。如果情绪低落、兴趣丧失、精力缺乏持续两周以上就有可能是患上了抑郁症。抑郁症可导致精神痛苦、学习效率低下、工作拖延，甚至悲观厌世。抑郁症患者具有较高的自杀风险，需要及时防范。焦虑症主要表现为无明确客观对象的紧张担心、坐立不安，并伴有心跳加速、手抖、出汗、尿频等症状。公众要提高对自身情绪健康状况的觉察能力，及时寻求科学的评估方法，尽早求治，防止问题加重。

（2）抑郁症和焦虑症可以通过药物治疗、心理治疗或两者相结合而治愈，及时治疗有助于降低患者自杀风险，预防复发。

第六条：服用精神类药物需遵医嘱，不滥用，不自行减停。

药物治疗是许多心理疾病常用而有效的治疗方式之一。

（1）抗精神病药种类繁多，各种药物在用量、适用范围、禁忌证、副作用等方面各有不同，因此必须在精神科医生的指导下使用，不得自己任意使用。某些药物的滥用可能会导致药物依赖及其他危害。

（2）患者在用药期间要把自己的实际情况及时反馈给医生，按照医生的要求按时复诊，听从医生的指导进行药物类别及用量的调整。

（3）药物一般都有一定的副作用，其表现和程度因人而异，因此患者应多与医生沟通，切不可因为担忧药物的副作用而拒绝必要的药物治疗。

第七条：儿童心理发展有规律，要多了解，多尊重，科学引导。

（1）儿童心理发展包括感知觉、认知、语言、情绪、个性和社会性等方面，各有其内在发展规律。在存在普遍规律的同时，不同儿童在发展的速度、水平、优势领域等方面存在差异。养育者需了解儿童发展特点，理性看待孩子间的差异，尊重每个孩子自身的发展节奏和特点。越是早期的发展阶段，对孩子一生心理特征的影响就越大。压力过大、缺乏运动、缺乏社交不利于儿童的大脑发育，会阻碍其心理成长。

（2）儿童心理发展是先天因素与环境因素的共同作用。家庭是最重要的环境因素，良好的家庭氛围有益于儿童的身心健康。惩罚是短期有效但长远有害的管教方式。比奖惩更有效的，是理解并尊重孩子的情绪和需求，给予孩子科学的引导。

（3）养育者需要管理好自己的情绪，在养育孩子的过程中不断地学习、反思和成长。养育者要把握好尺度，既要引导，又不能急于干预。在儿童发展中，有些"问题"其实是常见的过程，会随着孩子的成长逐渐消失。养育者有时可能会夸大或忽视孩子的问题，此时要开放地听取他人的反馈，或向专业人员求助。

第八条：预防老年性痴呆（阿尔茨海默病）要多运动，多用脑，多接触社会。

（1）老年性痴呆的概念：老年性痴呆是一种发生于老年期的退行性脑病，目前尚无特效药物能达到治愈效果。

（2）老年性痴呆的主要症状：包括记忆退化乃至影响生活、难以完成原本熟悉的任务、难以做出决策、言语表达出现困难、性格发生变化等。通过认知功能评估可早期发现老年性痴呆。

（3）预防老年性痴呆的方法：健康的生活方式有助于预防老年性痴呆。老年人要多运动、多用脑、多参与社会交往，包括保持规律运动的习惯、增加有益的户外运动、保持学习与思考的习惯、积极进行社会交往等。

第九条：要理解和关怀精神、心理疾病患者，不歧视，不排斥。

人们对精神、心理疾病的恐惧和排斥多是由于对疾病不了解。实际上，精神、心理疾病在得到有效治疗后是可以缓解乃至康复的。因此，精神、心理疾病患者在经过有效治疗，症状得到控制后，可以承担家庭功能、工作职能与社会角色。把患者排除在正常的人际交往和工作环境之外是不必要的，也是不恰当的，这样会给患者及其家庭带来新的压力。对于能够维持工作能力的精神、心理疾病患者，为其提供适当的工作和生活环境，有利于其病情的好转和康复。

第十条：用科学的方法缓解压力，不逃避，不消极。

面对生活的各种压力，人们会采取不同的方式进行缓解。需要注意的是，有些减压方式看起来当时能够舒缓心情，但也会带来更多的身心健康和生活适应问题，是弊大于利的，是不健康的减压方式，例如吸烟、饮酒、过度购物、沉迷游戏等。通过学习科学有效的减压方式可以更好地应对压力，维护心身健康。

（1）调整自己的想法。找出导致不良情绪的消极想法，根据客观现实，减少偏激歪曲的认识。

（2）积极寻求人际支持。选择合适的倾诉对象，以获得情感支持和实际支持。

（3）保持健康的生活方式。采用适量运动和健康的兴趣爱好来调节情绪。判断什么是科学的减压方式，主要是看这种方式是否有利于更好地应对现实问题，是否有利于长远的心身健康。

## 七　为什么要照顾精神障碍患者

有研究表明，我国精神分裂症的 6 项主要家庭负担（心理、生理、社交、日常生活、家庭关系和经济负担）高于西方国家，这可能与中国家庭成员之间联系紧密，且在情感、日常生活中相互依赖和支持有关。既然家庭照料者的压力这么大，那为什么还要照顾这些患者呢？

 **（一）法律的要求**

《中华人民共和国精神卫生法》（以下简称《精神卫生法》）

第九条规定：精神障碍患者的监护人应当履行监护职责，维护精神障碍患者的合法权益。禁止对精神障碍患者实施家庭暴力，禁止遗弃精神障碍患者。

《精神卫生法》第四十九条规定：精神障碍患者的监护人应当妥善看护未住院治疗的患者，按照医嘱督促其按时服药、接受随访或者治疗。

《精神卫生法》第五十九条规定：精神障碍患者的监护人应当协助患者进行生活自理能力和社会适应能力等方面的康复训练（简单来说就是要在家里对患者进行护理）。

## （二）精神障碍患者回归社会的需要

精神障碍患者出院时仅仅是临床治愈，要使患者治疗以后能保持完整的社会功能，实现精神障碍患者真正意义上的治愈——重返社会、独立生活，家庭护理必不可少。

## （三）良好的家庭氛围有利于精神障碍患者的康复

家庭成员之间应当相互关爱，创造良好、和睦的家庭环境，提高精神障碍预防意识；发现家庭成员可能患有精神障碍时，应当帮助其及时就诊，照顾其生活，做好看护管理。

## 八 精神障碍患者有哪些权利？ 其监护人/近亲属有哪些义务

## （一）精神障碍患者的权利

（1）禁止歧视、侮辱精神障碍患者及其家属，禁止虐待、遗弃精神障碍患者。

（2）任何单位和个人不得非法限制精神障碍患者的人身自由。

（3）隐私权。

（4）知情权。

（5）通讯、会见来访者、处理私人财物等合法权益。

### （二）精神障碍患者监护人/近亲属的义务

（1）密切观察和记录病情，及时与医务人员保持联系。

（2）督促患者按时按量服药，对依从性较差的患者，说服和劝导维持用药，并关心他们是否按照医嘱定期就诊取药。

（3）帮助患者提高自己解决问题的能力。

（4）帮助患者解决具体困难，负责患者的衣着、饮食起居等生活需求。

（5）观察患者病情波动苗子，防止自伤、伤人或肇事肇祸等意外；当患者出现肇事肇祸行为时，有义务对其采取强制性措施。

（6）向社区各级人士宣传精神障碍基础知识，呼吁他们改变对精神障碍及其患者的不正确观点及态度。

（7）为专业医务人员提供患者详细的病情动态及近期出现的复发征兆。

（8）患者发病时，及时陪同他们前往医院诊治，并承担相应的医疗、生活费用。

（9）负责患者的人身安全及财产保管，包括各种经济收支活动。

## 九 家庭护理有什么作用

研究表明，家庭心理健康教育可以让患者发生病情恶化或住院治疗的时间推迟 8~9 个月，使患者 2 年内的再住院率由 58% 降至 41%，住院时间从 78 天降至 39 天。家庭护理的具体作用如下。

（1）增加患者最终康复的概率。

（2）降低精神障碍的复发风险。

（3）减轻残留症状，提高患者生活质量。

（4）减少患者住院次数，降低经济负担。

# 第二节　调整不良心态

据调查，有 80% 的家庭一旦得知亲人患有精神障碍，各位家庭成员心理压力就会很大，他们无法面对突如其来的一切，表现为紧张、焦虑，或压抑、痛苦，甚至感到束手无策，心理压力巨大。是的，就连世界卫生组织也说，世界上没有一种灾难比精神障碍给人带来的痛苦更深重。

家庭成员是每个人一生中最早接触的群体，也是接触最密切、最长久的群体。稳定和谐的家庭关系是患者早日康复的前提，建立一个功能良好的家庭是促进患者康复的基础。监护人的家庭在患者的康复中起着至关重要的作用，因为精神障碍患者的康复及预防复发在很大程度上受家庭环境的影响，因此，家属必须具备健康的心理素质才有利于患者的康复。

# 一　家属会有哪些不良心态

## 📖 （一）否认心态

精神障碍患者早期多表现为孤僻、懒散、暴躁，与亲人感情疏远，工作及学习能力下降等。当家中有人出现上述变化时，家庭中的其他成员常由于毫无心理准备和缺乏精神卫生常识而否认这是一种精神疾病的先兆，而把患者的表现当成"个性问题"或"思想问题"。因此，不去找医生咨询，而是想方设法找原因，对病态给予"合理化"解释，处处顺着患者做"思想工作"，从而延误了早期诊断和治疗。

## 📖 （二）掩盖心态

当患者的言行已经明显异常时，家属才会意识到他患了精神疾病，于是他们情绪焦急，心生恐慌，生怕别人知道自己家中有人患了精神疾病而有失体面，并担心患者的婚姻和前途受到影响。因此，他们会采取一些掩盖措施，如不带患者去精神病专科看病，仅求治于一般医院的内科或神经科，或私下找精神科医生，还要叮嘱医生替他们保密。有些家属甚至抱侥幸心理，希望患者不治自愈。更有甚者会迷信，求神拜佛，请巫婆、神汉"驱邪"，或给患者娶亲"冲喜"，或求来某些秘方在家中"治疗"，致使患者病情进一步加重。

## 📖 （三）心急乱投医心态

患者病情加重以后，会表现为伤人、毁物、外逃，闹得家庭和单位不得安宁。患者的言行已无法管束时，掩盖病情的种种做法即宣告失败。此时家属已不可能顾及面子，而是心急如焚、急切求治，希望速战速决，力求根治。有的家属送患者住进精神病院后，不顾医护人员的劝说，三天两头来探视，总觉得患者的病情好得不够快，要求医生换药治疗。有的家属看到治疗效果不明显，便责怪医生技术不行，欲另求高明。还有的家属会过早地接患者出院，另图良方。而有的家属会盲目相信一些虚假广告和社会上的传闻，不远千里求医讨药，结果弊多利少。

 家属为什么会产生不良心态

上述不良心态产生的根源在于家属缺乏精神卫生常识，对精神疾病有耻辱感和恐惧害怕心理。纠正家属的不良心态，排除干扰，是精神障碍患者获得早期有效治疗、减轻精神残疾的一个首要前提。

 如何调整不良心态

调整家属的不良心态，解除家属的心理压力是患者能否及时得到治疗和康复的关键；另外，家属若能掌握一些精神障碍的有关常识和家庭照护知识，则更有利于患者的康复和预防疾病的复发。现在对精神障碍患者的康复理念更加强调患者的生活质量和社会职业功能的康复，生活质量的提高和社会职业功能的康复离不开家庭这个环境。

## （一）坚定信心

精神障碍可防可控可治。我们坚信：随着基础科学研究的进步、对疾病本质认识的深入、治疗理念的改变和手段的更新，精神障碍的预后会不断改善，精神障碍最终会被攻克，目前证实有70%的精神障碍患者能临床治愈。

## （二）面对现实，积极就医

精神障碍是一种常见病，就如心脏病、高血压等一样，同样都是疾病。那些与心脏病、高血压症状不同的精神症状是可以通过药物的治疗而得到控制或消失的，家属应该正确对待，一旦怀疑或确认亲人患有精神障碍应及早送其到专科医院就诊。

## （三）做好打持久战的思想准备

目前，我国社区的康复体系远远不能满足精神障碍患者康复的需求，护士严重不足，无法满足传统意义上的家庭护理工作，而经过培训，家属有能力完成患者的家庭护理。

家属可以通过各种渠道学习和掌握一些有关精神障碍的常识及家庭护理知识、抗精神病药的作用及副反应、对副反应的处理和护理知识、精神障碍的预后与康复知识、预防精神障碍复发及患者的婚恋和生育等方面的知识。"路漫漫其修远兮，吾将上下而求索"，家属需要做好打持久战的思想准备。

## （四）向下比较

精神障碍患者是精神上有障碍，一般没有生命危险；而高血压、心脏病、糖尿病等疾病则会有生命危险。有人在，什么都好办！因此，通过这种比较可以调整家属的心态。

## （五）学会一些不良情绪的调节方法

常用的不良情绪调节方法有宣泄法、代偿法、转移法、放松法、良性暗示法。

宣泄法：是把心中的苦闷或思想矛盾以科学的方法倾诉出来，以减轻或消除个体的心理压力，更好地适应社会环境，避免引起精神崩溃。具体措施包括往外投射、想象宣泄、哭、谈话与聊天、自言自语疏泄、喊叫疏泄、蹦迪疏泄、摔打宣泄、骂、运动消气、用体育锻炼健全性格等。

代偿法："知足者常乐""吃亏人常在""失败是成功之母""塞翁失马焉知非福"等都属于代偿法的范畴。

转移法：包括消遣转移法、繁忙转移法、欢娱转移法、开阔转移法等。

放松法：又称松弛疗法、放松训练，它是一种通过训练有意识地控制自身的心理生理活动、降低唤醒水平、改变机体紊乱功能的心理治疗方法。实践表明，心理生理的放松，均有利于身心健康，起到治病的作用。

良性暗示法：例如"暗示催眠"的方法。当你睡不着的时候，不妨试一试下面的方法。

（1）躺在床上，闭上眼睛，把自己想象成一个巨大的充气玩具，这个充气玩具有几个地方正在不断地漏气，因而不断瘪缩，等到了"气"漏完了，你也能进入梦乡了。

（2）把自己想象成一只猫，舒服地蜷缩在床上，身上的每一块肌肉都处于松弛状态，并装着打呵欠。

（3）设想你是在自然界最宁静的地方，比如说在河岸上、花园里，时值阳春三月，你躺在绿草如茵的大自然里，诗情画意，这是多么令人陶醉啊（耳边甚至还有小鸟的啾鸣声）。想着想着，睡意便会渐渐袭上来了。

## 四　对待精神异常的家庭成员该怎么办

精神障碍患者多不认为自己有病，不会主动求医甚至拒绝治疗。一般地说，患者病情越重对求医问药越反感，因此求医决策的重任就落在家属的肩上了。那么面对精神异常的家庭成员该如何正确对待与处理呢？

### （一）应弄清精神异常的性质与程度

精神疾病的早期表现可能不典型，症状易变，出现时间短暂。所以，当怀疑家庭中某个成员精神异常时，家属应在掌握精神疾病常识的基础上，对被怀疑者留心、仔细观察。若发现确实存在某些奇异的征象，家属应及时找心理医生或精神科医生咨询，弄清精神异常的性质和程度，并征求医生的处理建议。

### （二）克服病耻感，及早送患者就医

如果家庭成员中有人存在肯定的精神异常，家属应立即送患者去精神病专科医院做进一步的检查治疗，不要拖延或回避。切不可求神拜佛、请巫医或神汉打卦，否则不仅会使患者遭受身体上的折磨、精神上的痛苦，更重要的是耽误了治疗，拖延了病情，增加了疾病治愈的难度。据我们观察，许多患者治疗效果不好，就是因为迷信错过了早期治疗的良机。

# 第三节　国家对精神残疾人士有什么优惠政策

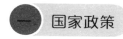 国家政策

（1）残疾人的所得，经批准可以减征个人所得税（注意：是减征不是免征，要当地地方税务局审批）。（《中华人民共和国个人所得税法》第五条）

（2）对安置残疾人的单位，实行由税务机关按单位实际安置残疾人的人数，限额即征即退增值税或减征营业税的办法。（财税〔2007〕92号）

（3）单位支付给残疾人的实际工资可在企业所得税前据实扣除，并可按支付给残疾人实际工资的100%加计扣除。（财税〔2007〕92号）

（4）国家对从事个体经营的残疾人，免除行政事业性收费。（《中华人民共和国残疾人保障法》第三十六条）

（5）国家鼓励扶持残疾人自主择业、自主创业，对残疾人从事个体经营的，应当依法给予税收优惠，有关部门应当在经营场地等方面给予照顾，并按照规定免收管理类、登记类和证照类的行政事业性收费。国家对自主择业、自主创业的残疾人在一定期限内给予小额信贷等扶持。（《残疾人就业条例》第十九条）

## 二 怎样才能享受国家的优惠政策

办理相关的证件，例如残疾证、特殊门诊申请、抗精神障碍药物补助申请等（详见第四章第一节）。

## 三 精神残疾是怎样的

18 岁以上（含）的精神障碍患者根据《世界卫生组织残疾评定量表Ⅱ》（WHO‐DASⅡ）所得分数和下述的适应行为表现，18 岁以下患者依据下述的适应行为表现，可以把精神残疾划分为四级。

 **（一）精神残疾一级**

WHO‐DASⅡ值≥116 分，适应行为严重障碍；生活完全不能自理，忽视自己的心理、生理的基本要求。不与人交往，无法从事工作，不能学习新事物。需要环境提供全面、广泛的支持，生活长期、全部需他人监护。

 **（二）精神残疾二级**

WHO‐DASⅡ值在 106～115 分，适应行为严重障碍；生活大部分不能自理，基本不与人交往，只与照顾者简单交往，能理解照顾者的简单指令，有一定的学习能力。监护下能从事简单劳动。能表达自己的基本要求，偶尔被动参与社交活动；需要环境提供广泛的支持，大部分生活仍需他人照料。

## （三）精神残疾三级

WHO – DAS Ⅱ值在 96 ~ 105 分，适应行为中度障碍；生活上不能自理，可以与人进行简单交流，能表达自己的感情。能独立从事简单劳动，能学习新事物，但学习能力明显比一般人差。被动参与社交活动，偶尔主动参与社交活动；需要环境提供部分的支持，即所需要的支持服务是经常性的、短时间的需求，部分生活需由他人照料。

## （四）精神残疾四级

WHO – DAS Ⅱ值在 52 ~ 95 分，适应行为轻度障碍；生活上基本自理，但自理能力比一般人差，有时忽略个人卫生。能与人交往，能表达自己的感情，体会他人情感的能力较差，能从事一般的工作，学习新事物的能力比一般人稍差；偶尔需要环境提供支持，一般情况下生活不需要由他人照料。

# 第二章

# 精神卫生知识

# 第一节　常见的精神症状

 感知觉障碍

### （一）常见的感觉障碍

临床常见的感觉障碍有感觉过敏、感觉减退、内感性不适（体感异常）。

### （二）临床常见的知觉障碍

包括错觉、幻觉和感知综合障碍。

**1. 幻觉及幻觉的种类**

（1）幻觉：幻觉是没有现实刺激于感觉器官时出现的知觉体验，是一种虚幻的知觉。在客观现实中不存在某种事物的情况下，有幻觉的患者却能感知它的存在。例如，无人在场时，患者可听到有责骂他的声音或看到某人在窗外。幻觉是一种常见的知觉障碍。

（2）幻觉的种类：根据不同的感觉器官可将幻觉分为幻视、幻听、幻嗅、幻味、幻触和内脏性幻觉。

（3）特殊类型的幻觉。

思维鸣响：又称思维化声，即当患者想到什么就会听到说话声讲出他所想的内容，也就是说幻听的内容就是患者当时所想的事。例如，患者想喝水即可听到"喝水！喝水！"的声音。

功能性幻听：幻听和现实刺激同时出现，共同存在而又共同消失，但两者并不融合在一起。例如，患者打开水龙头时，可听到流水声中夹杂着别的声音（如"唯心主义！唯心主义！"），水流声消失，别的声音也随之消失。

（4）真性幻觉与假性幻觉的区别是什么？

真性幻觉：患者所感知的幻觉形象与真实的事物完全相同，幻觉不仅位于外在空间，而且是直接通过患者本人的感官获得的。因而患者常常坚信不疑，并对幻觉做出相应的情感与行为反应。

假性幻觉：患者所感受的幻觉形象，一般来说轮廓不够清晰、不够鲜明和生动，它并不具有真性幻觉那种客观现实性，幻觉形象又往往是不完整的。这些幻觉形象存在于患者的主观空间内（比如患者说他听到脑子里有人和他对话），不是通过患者的感官获得的，多见于意识清晰的患者，较真性幻觉少见。

## 2. 错觉

错觉是一种歪曲的知觉，也就是把实际存在的事物歪曲地感知为与实际事物完全不相符的事物（即歪曲了事物的本质属性），如杯弓蛇影、草木皆兵、风声鹤唳等。正常人也可出现错觉，但通过验证能很快地给予纠正和消除。根据感官的不同，错觉可分为错听、错视、错嗅、错味、错触和内感受性错觉。临床上以错视多见。

## 3. 感知综合障碍及其临床类型

感知综合障碍是指个体在感知某一现实事物时，对事物（包括个体本身）的本质属性（整体）能够正确认知，但是对事物的个别属性，如形象、大小、颜色、位置、距离等产生了歪曲的知觉。临床上常见的感知综合障碍有以下 4 种类型。

（1）视物变形症：患者感知到的某个外界事物的形象、大小、颜色及体积等出现了改变，如视物显大症（例如把小猫看成成年老虎一般大）和视物显小症（例如看父亲的身高如七八岁的儿童）。

（2）空间的知觉障碍：患者感到周围事物的距离发生了改变，如事物变得近了或者远了。

（3）周围环境改变的感知综合障碍：患者感到周围的一切似乎都是不活动的，甚至是僵死的，或者相反，感到周围的一切都在急速、猛烈地变化着。另外，患者还可以觉得周围事物变得不鲜明，模糊不清，缺乏真实感。见于精神分裂症、中毒性或颅脑创伤所致精神障碍等。

（4）对自身躯体结构方面的感知综合障碍：患者感到自己整个躯体或其个别部分，如四肢的长短、轻重、粗细、形态、颜色等发生了变化。见于精神分裂症、颅内肿瘤、癫痫性精神障碍、脑炎等。

### （三）幻觉、错觉及感知综合障碍三者之间的区别

幻觉是在没有现实刺激作用时出现的知觉体验，错觉是对事物整体属性的歪曲知觉，而感知综合障碍则是对事物的本质属性能正确把握，但对事物的部分属性（如大小、形状、颜色、距离、质地等）有歪曲的认知。

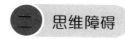

## 二 思维障碍

### （一）思维障碍的形式

**1．思维奔逸**

思维奔逸是指思维联想速度加快、数量增多、转换加速。患者表现为特别健谈，说话滔滔不绝，口若悬河，自感脑子特别灵活，就像机器加了润滑油一样停不下来。谈话主题极易随境转移，也可有音韵联想（音联）或字意联想（意联），写信或写文章时一挥而就，多见于躁狂发作。

**2．思维迟缓**

思维迟缓是指思维联想速度减慢、数量减少、转换困难。患者表现为语量少，速度慢，语音低和反应迟缓，自感脑子像生锈了一样，变笨了，反应变慢了，思考问题困难，多见于抑郁发作。

**3．思维贫乏**

思维贫乏是指联想概念与词汇贫乏，患者感到脑子里空空荡荡的，没有什么联想，表现为言语少，谈话时内容空洞、单调或词穷句短，回答问题十分简单，严重者回答什么问题都是"不知道"。

**4．思维散漫、思维破裂、词语杂拌**

思维散漫、思维破裂、词语杂拌是指思维的连贯性出现障碍，即联想概念之间缺乏必要的联系。

（1）思维散漫表现为联想松弛，内容散漫，缺乏主题，话题转换缺乏必要的联系。说话东拉西扯，以致别人弄不懂患者要表达的主题思想。患者对问话的回答不切题，交流困难。

（2）思维破裂表现为患者的言语或书写的内容有结构完整的句子，但各句含意互不相关，造成语句堆积，整段内容令人无法理解。

（3）词语杂拌严重时表现为言语支离破碎，句子结构不完整，句子成分是一些不相干的字、词。

**5．思维不连贯**

思维不连贯与词语杂拌类似，但产生背景不同，思维不连贯是在意识障碍背景下出现的语言支离破碎和杂乱无章的状态。

**6．思维中断**

思维中断是指思维过程突然发生中断，表现为患者在无意识障碍又无外界干扰时，语言突然停顿，片刻之后又重新开始，但所谈主题已经转换。

**7．思维被夺、思维插入**

思维被夺、思维插入属于思维联想障碍。思维被夺时患者会感觉自己的思想被某种外力突然抽走，思维插入时患者则会感到有某种不属于自己的思想被人强行插入自己的脑海中，两者均不受个人意志支配。

**8．强制性思维**

强制性思维是思维联想的自主性障碍，表现为患者感到脑内有大量无现实意义、不属于自己的联想，这些联想是被外力强加的，常常突然出现、突然消失，内容多变。

**9．病理性赘述**

病理性赘述是指思维活动迂回曲折，联想枝节过多，表现为患者为了某种不必要的过分详尽的描述而言语啰唆，但最终能回答出有关问题。如果要求患者简明扼要地回答问题，则患者不能做到。

**10．思维化声**

思维化声是同时包含思维障碍和感知觉障碍两种成分的症状。表现为患者在思考的同时会感到自己的思想在脑子里形成言语声，并认为自己和他人均能听到。

**11．词语新作**

词语新作是概念的融合、浓缩和无关概念的拼凑。患者会自创一些文字、符号、图形或语言并赋予其特殊的意义，他人无法理解。

**12．象征性思维**

象征性思维属于概念转换，患者以无关的具体概念代替某一抽象概念，不经患者本人解释，他人无法理解。正常人也可能有象征性思维，但是以传统习惯为基础，与文化背景相符。

**13．逻辑倒错性思维**

逻辑倒错性思维以推理缺乏逻辑性为特点，表现为患者的推理过程缺乏前提依据，或因果倒置，令人感到不可理解，离奇古怪。

**14．强迫思维**

强迫思维是指患者脑中反复出现的某一概念或相同内容的思维，患者明知其不合理和没有必要，但无法摆脱，常伴有痛苦体验。

### （二）思维内容障碍

思维内容障碍主要指妄想。

**1．妄想的概念**

妄想是一种在病态推理和判断基础上形成的病理性歪曲的信

念、病态的推理和判断，它虽不符合客观现实，也不符合患者所受的教育水平，但患者对此坚信不疑，无法被说服，也不能以亲身体验和经历加以纠正。

**2. 妄想的分类**

妄想在临床上常见以下几种：关系妄想、特殊意义妄想、被害妄想、影响妄想、夸大妄想、罪恶妄想、疑病妄想、嫉妒妄想、钟情妄想、被窃妄想、内心被揭露感、变兽妄想等。

**3. 原发性妄想与继发性妄想的区别**

原发性妄想是一种突然发生的、不以异常的心理活动（如幻觉、错觉、恐惧、情绪低落等）或精神刺激为基础的妄想观念。例如，患者突然认为周围一切都变了，所有人都变得异乎寻常地注视他。精神分裂症患者的妄想大部分属于原发性妄想。

继发性妄想是以错觉、幻觉，或情感因素如感动、恐惧、情感低落、情感高涨等，或某种愿望为基础产生的。若作为基础的心理因素消失，则相应的妄想观念也随之消失。若联系到上述心理活动，则妄想的产生是可理解的。心因性偏执状态的妄想、抑郁症的自罪妄想、躁狂状态下的夸大妄想，均属继发性妄想。

**4. 象征性思维与特殊意义妄想的区别**

象征性思维是一种思维逻辑障碍，患者以一些很普通的概念、词句或动作来表示某些特殊的，除患者外旁人无法理解的意义。它是形象思维和抽象思维之间的联想障碍。而特殊意义妄想是指患者认为周围平常的事情不仅与自己有关系，而且还含有特殊的含义。患者会将其遇到的某种境遇或现象如周围人的言行、举动，在带有一定倾向和情感的情况下，病态地揣度这些境遇或现象的弦外之音，此时患者从病态思维出发，不顾一切地对客观现象做片面的解释，进行演绎推断，将其歪曲地与本人联系在一起，常见于精神分裂症。

## （三）超价观念

超价观念是一种具有强烈感情色彩的错误观念，其发生均有一定的事实依据，并非十分荒谬离奇，也没有明显的逻辑性错误。此种观念片面偏激，可明显影响患者的行为及其心理活动。

## 三　注意障碍

注意障碍包括注意增强、注意减退、注意涣散、注意狭窄、注意转移。

## （一）注意增强

注意增强是指主动注意的兴奋性增高，患者表现为过分关注某些事物。

## （二）注意减退

注意减退是指主动注意及被动注意的兴奋性减弱和注意的兴奋性降低，表现为注意力难以唤起或维持。

## （三）注意涣散

注意涣散是指被动注意的兴奋性增强和注意稳定性降低，表现为注意力不集中，容易受到外界的干扰而分心。

## （四）注意狭窄

注意狭窄是指注意力的广度和范围显著缩小，表现为当患者的注意力集中于某一事物时，就不能再注意与其有关的事物。

## （五）注意转换

注意转换是指注意力的转换性增强和稳定性降低。表现为主动注意不能持久，很容易受外界环境的影响而造成注意对象不断转换。

## 四 记忆障碍

### （一）记忆增强

病理性的记忆增强表现为对病前已经遗忘且不重要的事情都能重新回忆起来，甚至包括事件的细节。

### （二）记忆减退

记忆减退是指记忆各个基本过程的普遍减退。

### （三）遗忘

遗忘是指记忆痕迹在大脑中丧失。

（1）顺行性遗忘：指紧接着疾病发生后的一段时间内的经历不能回忆。

（2）逆行性遗忘：指对疾病发生之前一段时间内的经历不能回忆。

（3）界限性遗忘：指对某一特定时间段内的事物不能回忆。

（4）进行性遗忘：指随着疾病的发展，遗忘逐渐加重。

## （四）虚构

虚构是指在遗忘的基础上，患者以想象的、未曾亲身经历的事件来填补记忆的缺损。

## （五）错构

错构是指在遗忘的基础上，患者对过去所经历的事件，在发生的地点、情节，特别是时间上出现错误的记忆，并坚信不疑。

## 五　智能障碍

智能是人们获得和运用知识解决实际问题的能力，包括在经验中学习或理解的能力、获得和保持知识的能力、迅速而又成功地对新情境做出反应的能力，以及运用推理有效地解决问题的能力等。

### （一）智力发育障碍

智力发育障碍是指在或智力发育成熟之前（18岁之前），由于各种原因影响智力发育所造成的智能低下和社会适应困难的状态。随着年龄的增长，患者的智力可提高，但明显低于同龄人。

### （二）痴呆

痴呆是指智力发育成熟以后，由于各种原因损害了原有的智能所造成的智能低下状态，可分为全面性痴呆、部分性痴呆、假性痴呆三种。

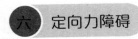

## 六　定向力障碍

定向力是指一个人对时间、地点、人物及自身状态的认识能力。前三者称为周围定向力，后者称为自我定向力。定向力障碍即是对时间、地点、人物及自身状态的认识能力出现障碍的病理性精神状态。

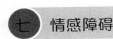

## 七　情感障碍

情感或情绪是指个体对客观事物的态度和因之而产生的相应的内心体验。两者既有区别又有联系。情感主要是与人的社会性需要相联系，具有稳定性、持久性，不一定有明显的外部表现，如爱与恨等。情绪则主要指与人的自然性需要相联系的体验，具有情景性、暂时性和明显的外部表现，如喜与怒等。

情感障碍主要有情感高涨、情感低落、欣快、情感淡漠、焦虑、恐惧、易激惹、情感不稳、情感倒错、情感矛盾等。

### （一）情感高涨

情感高涨是指正性情感活动明显增强，表现为不同程度的、与周围环境不相称的病态喜悦，患者自我感觉良好，整日笑逐颜开，说话时语音高昂、眉飞色舞、表情丰富，与周围环境有一定的联系。

### （二）情感低落

情感低落是指负性情感活动明显增强，表现为忧郁、苦闷、唉声叹气、暗自落泪等。

## （三）欣快

欣快是指在智能障碍基础上出现的与周围环境不协调的愉快体验，表现为患者自得其乐，十分幸福的样子。

## （四）情感淡漠

情感淡漠是指患者对外界任何刺激均缺乏相应的情感反应，缺乏内心体验。即使一般能引起正常人极大悲伤或高度愉快的事件，如生离死别、久别重逢等患者也会淡然处之，无动于衷。而且，患者对周围发生的事情漠不关心，视若无睹，面部表情冷淡呆板，其内心体验极为贫乏或缺如，与周围环境失去情感上的联系，常见于精神分裂症衰退的患者，或者重度痴呆的患者。

## （五）焦虑

焦虑是指在缺乏相应的客观刺激情况下出现的内心不安状态。表现为忧虑不安，紧张恐惧，顾虑重重，坐立不安，唉声叹气，惶惶不可终日，似有大难临头的感觉，常常伴有心悸、出汗、手抖、尿频等。该症状的出现常伴有自主神经功能紊乱和疑病观念，常见于焦虑障碍。

## （六）恐惧

恐惧是指面临某种事物或处境时出现的紧张不安反应，可见于正常人。病态的恐惧是指与现实不相符的恐惧反应。表现为过分害怕、提心吊胆，且常常伴有神经功能紊乱，如心悸、出汗、手抖、尿频等。

### （七）易激惹

易激惹是指情感活动的激惹性增高，极易因一般小事而出现强烈的不愉快情感反应，如暴怒发作。

### （八）情感不稳

情感不稳是指情感活动的稳定性出现障碍，表现为患者的情感反应极易发生变化，从一个极端波动到另一个极端，显得喜怒无常，变化莫测。

### （九）情感倒错

情感倒错是指患者情感的表现与其内心体验或处境明显不协调，甚至截然相反。

### （十）情感矛盾

情感矛盾是指患者在同一时间对同一人或事物产生两种截然不同的情感反应，但患者并不感到这种情感存在矛盾和对立，因此没有痛苦和不安。

## 八　意志障碍

意志是人自觉地确定目标，并根据目标调节支配自身的行动，克服困难，实现预定目标的心理过程。意志是人特有的心理现象。一般意志品质包括自觉性、果断性、自制性和坚持性四个方面。意志障碍包括意志增强、意志减退、意志缺乏和矛盾意向。

## （一）意志增强

意志增强是指意志活动增多。表现为在病态情感或妄想支配下，患者持续性地坚持去做某些行为，具有极大的顽固性。

## （二）意志减退

意志减退是指意志活动减少。表现为动机不足，缺乏主动性及进取心，对周围一切事物缺乏兴趣，不愿意活动，对工作学习感到非常吃力，严重时整日呆坐或卧床不起，日常生活懒于料理。

## （三）意志缺乏

意志缺乏是指意志活动缺乏，表现为对任何活动都缺乏动机、要求，生活处于被动状态，处处需要别人督促和管理。严重时行为孤僻，饮水、进食等本能要求也没有。

## （四）矛盾意向

表现为同一事物同时出现两种相反的意向，但患者并不感到这两种意向存在矛盾和对立。

# 九 动作行为障碍

动作是指简单的随意和不随意运动，如挥手、点头等。行为是一系列动作的有机组合，是为达到一定目的而进行的随意运动。

表现为患者的动作行为及语言显著增多，包括协调性精神运动性兴奋和不协调性精神运动性兴奋。

📖 **（二）精神运动性抑制**

精神运动性抑制包括木僵、蜡样屈曲、缄默症、违拗症、模仿动作、刻板动作、作态、强迫动作等。

（1）木僵：指动作行为及语言活动被完全抑制。患者表现为不语、不动、不食，肌张力增高，面部表情固定，对刺激缺乏反应，经常保持一种固定的姿势，甚至大小便潴留。轻者在无人时可进食，可自行大小便，称亚木僵。

（2）蜡样屈曲：指患者在木僵的基础上出现肢体任人摆布的症状，而且即使极不舒服，也能长时间维持不动，形似蜡塑一般，如患者平躺时将其枕头取走，患者仍能保持头抬高的姿势不变，称为"空气枕头"现象。

（3）缄默症：指患者的语言活动明显抑制，表现为缄默不语，不回答任何问题，有时仅用手示意或用书写交流。

（4）违拗症：指患者对他人的要求表现出抗拒的症状。

（5）模仿动作：指患者无目的地模仿别人的动作，常与模仿语言同时存在。

（6）刻板动作：指患者机械刻板地重复某一单调的动作，如长时间地反复地将苹果拿起和放下。

（7）作态：指患者做出古怪的、愚蠢的、幼稚做作的动作、姿势、步态或表情。

（8）强迫动作：指患者明知道没有必要，却重复做某种动作和行为，如果不重复，患者往往焦虑不安。如强迫洗涤、检查等。

## 意识障碍

意识是指个体对周围环境、自身状态感知的清晰程度及认识反应能力。意识障碍可表现为意识清晰度降低、意识范围缩小及意识内容变化。

## 自知力障碍

自知力又称领悟力或内省力，是指患者对自己精神障碍状态的认识和判断能力。自知力障碍是指患者不能认识到自己的病态表现，否认自己存在精神方面的问题，认为自己的幻觉、妄想都是客观现实，患者往往拒绝就医、治疗。自知力缺乏是重性精神障碍的重要标志。

# 第二节　常见的精神疾病综合征

具有一定内在联系且往往同时出现的一组精神症状称为精神疾病综合征。

## 幻觉妄想综合征

幻觉妄想综合征以幻觉为主，并在幻觉的基础上产生相应的妄想，幻觉和妄想联系紧密，且互相影响。

## 二 躁狂综合征

躁狂综合征以情感高涨、思维奔逸和活动增多为特征。

## 三 抑郁综合征

抑郁综合征以情感低落、思维迟缓和活动减少为特征。

## 四 紧张综合征

紧张综合征最突出的表现是全身肌张力增高，包括紧张性木僵和紧张性兴奋两种状态。

## 五 遗忘综合征

遗忘综合征主要表现为近事记忆障碍、定向力障碍和虚构。

# 第三节　常见的精神障碍

 **一　精神分裂症**

### （一）概念

　　精神分裂症是一种常见的、病因尚未完全阐明的精神障碍，多起病于青壮年，常有特殊的感知、思维、情感和行为等多方面的障碍，以及精神活动与环境的不协调，一般无意识障碍和智能缺损，病程多迁延。

### （二）病因

　　精神分裂症的病因主要包括遗传因素、神经发育异常、神经生化异常、心理社会因素。

### （三）临床表现

**1．前驱期症状**

（1）情绪改变，表现为抑郁、焦虑、情绪波动、易激惹等。

（2）认知改变，出现一些古怪或异常的观念和想法。

（3）对自身和外界的感知改变。

（4）行为改变，如社交退缩或丧失兴趣、多疑敏感，职业功能下降。

（5）躯体改变，包括睡眠和食欲改变、虚弱感、头痛、消化道症状。

（6）部分青少年患者以强迫症状为首发症状。

## 2. 显症期症状

（1）阳性症状：指异常心理过程出现，公认的阳性症状包括幻觉、妄想及瓦解症状群。

幻觉：幻听、幻视、幻嗅、幻味、幻触等均可出现，但以幻听最常见。

妄想：属于思维内容的障碍，主要有被害妄想、关系妄想、嫉妒妄想、钟情妄想、非血统妄想、宗教妄想和躯体妄想等。

瓦解症状群：包括思维形式、思维过程障碍，怪异行为和紧张症行为，以及不适当的情感。

（2）阴性症状：指正常心理功能缺失，涉及情感、社交、认知等方面的缺陷。

意志减退：轻者表现为安于现状，无所事事，对前途无打算、无欲求、不关心，个人卫生懒于料理。重者终日卧床少动，孤僻离群，个人生活不能自理，甚至连本能欲望也缺乏。

快感缺乏：表现为不能从日常活动中发现和获得愉快感，特别是对即将参加的活动缺乏期待快感。

情感迟钝：表现为不理解或不能识别别人的情感表露，或不能正确表露自己的情感，面无表情。

社交退缩：表现为与家人、亲友缺少交往，不主动参与社会活动。

语言贫乏：表现为语言交流减少，回答问题时内容空洞、简单，甚至没有自发语言。

（3）焦虑、抑郁症状：80%的患者有抑郁和焦虑情绪，但易被外显症状掩盖。

（4）激越症状：主要有以下两种。

攻击暴力：表现为情绪激越，控制能力减退，轻者会随意抢夺别人的东西，随意将食物丢在地上，严重者可出现伤人或自伤行为。研究表示，此类患者被暴力攻击的可能性远大于常人。

自杀：有自杀行为的患者占患者总数的20%～30%，最近的荟萃分析认为，有大约5%的患者最终死于自杀。自杀多发生于发病早期，特别是有命令性幻听、虚无妄想等行为促成因素时。

（5）定向、记忆和智能症状：一般对时间、空间和人物的定向及智能不受影响，慢性时则可出现高级的认知功能缺陷，包括注意、执行功能、工作记忆、情节记忆、抽象概括、创造力等方面。

（6）自知力症状：在疾病发作期患者常常缺乏自知力，因而不肯接受治疗。

## （四）病情和预后

### 1. 病程

患者多在青少年时起病，多数在症状出现前有数天至数年不等的前驱期。一旦发病，多数患者会呈现恶化和缓解交替出现的病程。随着病程的进展，阳性症状会变得缓和，而阴性症状越来越严重。

### 2. 预后

随访研究发现，预后良好者占42%，一般者占35%，不良者占27%。病前性格开朗，家庭、社会支持多，家庭情感表达适度，治疗及时，系统维持服药依从性好等常是提示预后良好的因素。

随着病程的发展，患者病情会逐渐趋于慢性化，容易复发，如治疗不及时，患者可出现精神衰退和人格改变，约3/4的患者在慢性期会出现不同程度的社会功能缺损，不能适应社会生活，不能承担社会角色，导致精神残疾，有文献报道精神分裂症的致残率高达93.6%。

 **抑郁障碍**

## （一）概念

抑郁障碍即抑郁症，是以情感低落为主要表现的一组疾病的总称。近年来抑郁障碍的患病率有逐年上升的趋势，其造成的疾病负担在所有精神疾病中的比重最大，预计将成为仅次于心血管疾病的第二大疾病负担源。

## （二）病因

本病的病因尚未完全阐明，可能是生物因素、社会环境因素等共同作用的结果。

## （三）临床表现

**1. 核心症状**

包括心境低落、兴趣减退、快感缺失。

**2. 心理症状群**

包括思维迟缓、认知功能损害、负性认知模式、自责自罪、自杀观念和行为、精神运动性迟滞或激越、焦虑、精神病性症状、自知力缺乏。

### 3．躯体症状群

（1）睡眠障碍：包括早段失眠（入睡困难）、中段失眠（睡眠轻浅、多梦）、末段失眠（早醒），早段失眠最多见（一般超过 30 分钟），末段失眠（早醒）最具有特征性，一般比平时早醒 2～3 小时，醒后无法再次入睡，也可出现睡眠过多的情况。

（2）自主神经功能紊乱：如头晕、头痛、心慌、心悸、出汗、皮肤感觉异常、尿频、尿急等。

（3）进食紊乱：表现为食欲下降伴体重减轻。轻者食不知味，没胃口，但进食量不一定明显减少，严重者完全灭失进食的欲望，对自己以前喜欢的食物也不感兴趣，甚至不愿提到吃饭。进食后又感到腹胀、胃部不适，体重明显下降，甚至出现营养不良。非典型患者则会有食欲增多和体重增加的情况。

（4）精力下降：表现为无精打采、疲乏无力、懒惰，自我感觉整个人都垮了，散架了，常常诉说"太累了""没有精神"，什么都没有做也会感到疲惫不堪，筋疲力尽，能力下降。

（5）性功能障碍：很多患者有性欲减退甚至完全丧失，女性患者会出现月经紊乱、闭经等。

### （四）临床分型

临床上可将抑郁障碍分为重性抑郁障碍、恶劣心境、混合性抑郁和焦虑障碍。

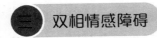

## 三 双相情感障碍

### （一）概念

双相情感障碍是指临床上既有躁狂或轻躁狂发作又有抑郁的一类心境障碍，一般呈发作性病程，躁狂和抑郁常反复循环或交替出现，也可以混合存在，每次发作时症状往往持续一段时间，对患者的日常生活和社会功能产生不良影响。

### （二）病因

**1. 遗传与环境因素**

（1）家系研究表明，患者亲属患病的风险比正常人高10%～30%。

（2）双生子与寄养子研究表明，双相情感障碍的遗传因素远大于社会因素。

（3）分子遗传学研究目前尚缺乏肯定的研究证据。

（4）遗传与环境的相互作用。应激、负性生活事件（如离婚、婚姻不和谐、失业、严重躯体疾病、家庭成员患重病或突然病故）及社会经济状况不佳等因素与本病的发病有明显的关系。

**2. 其他因素**

包括神经生化因素、神经内分泌功能异常、脑电生理变化、神经免疫改变等。

### （三）临床表现

双相情感障碍典型的临床表现有抑郁发作、躁狂发作和混合发作。

**1．抑郁发作**

抑郁发作可概括为情绪低落、思维迟缓、意志活动减退的"三低"症状。目前认为，抑郁发作的表现可分为核心症状、心理症状群和躯体症状群。抑郁发作一般至少会持续2周，并且会不同程度地损害患者的社会功能，给患者造成痛苦或不良后果。

（1）精神运动性改变。

焦虑：表现为莫名其妙的担心、紧张、坐立不安，甚至恐惧，可伴发一些躯体症状（如心跳加快、尿频、出汗等）。

运动性迟滞或激越：运动性迟滞表现为活动减少，动作缓慢，工作效率下降，严重者可出现木僵或亚木僵状态。激越状态则与之相反，患者脑中会反复想一些没有目的的事情，思维内容无条理，大脑持续处于紧张状态，患者无法控制自己，甚至出现攻击行为。

（2）生物学症状。

睡眠障碍：早醒，一般比平时早醒2～3小时，早醒后不能再入睡，并会发愁一天怎么能过去，想许多不愉快的事情，表现为入睡困难，辗转反侧，即使睡着了也感觉睡眠不深。少数患者表现为睡眠过多。

食欲下降，性欲减退：抑郁障碍对食欲的影响尤其明显，表现为进食少，自己过去爱吃的食物也不感兴趣或只吃几口，食之无味，甚至不愿提到食物、吃饭这些词语，完全失去进食的欲望，体重明显下降。也有抑郁障碍患者出现食欲增加的情况，过度进食会导致体重增加。也有食欲下降、食欲增加兼有的情况。相当多的患者出现性欲减退、阳痿、闭经等。

精力缺失：患者常常诉说"太累了""没有精神"，什么都没做也感到疲惫不堪、筋疲力尽、体力枯竭、能力下降。

其他躯体不适：在抑郁发作时很常见，可有非特异性的疼痛，如头痛或全身疼痛，这些疼痛可以是位置固定的也可以是游走的，有时轻，有时痛得令人难以忍受，相当一部分患者因疼痛而到综合性医院就诊。躯体不适的主诉可涉及各个脏器，如恶心、呕吐、心慌、胸闷、出汗、尿频、尿急、便秘、性欲减退、阳痿、闭经等。

（3）精神病性症状：患者可在抑郁发作时出现幻觉、妄想，内容可与心境相协调，如罪恶妄想、伴嘲弄性或谴责性的幻听，也可与抑郁心境不协调，如关系妄想、贫穷妄想、被害妄想，以及没有情感色彩的幻听等。

**2. 躁狂发作**

躁狂发作的典型临床表现为情感高涨、思维奔逸和活动增多的"三高"症状。可伴有夸大观念或妄想、冲动行为，发作至少会持续 1 周，并有不同程度的功能损害，给患者或他人造成危险或不良后果。躁狂可一生仅发作一次，也可反复发作。

（1）情感高涨：这是躁狂发作的主要原发症状，典型的表现为患者自我感觉良好，主观体验特别愉快，生活幸福，整日兴高采烈，得意扬扬，笑逐颜开，他高兴的情感有一定的感染力，言语诙谐风趣，能博得周围人的共鸣，引起阵阵欢笑，症状轻时可视为正常，但了解他的人可看得出异常。有的患者尽管心境高涨，但情绪不稳，时而欢乐愉悦，时而激动易怒，部分患者也可以表现为易激惹，以愤怒、抱有敌意为特征。尤其有人指责其不切实际时，他动辄就暴跳如雷，怒不可遏，甚至可出现破坏及攻击行为，但持续时间短，易转怒为喜或赔礼道歉。

（2）思维奔逸：患者联想速度明显加快，思维内容丰富多变，自觉脑子聪明，反应敏捷，语量大，语速快，口若悬河，有些自感语言表达跟不上思维速度，联想丰富，概念一个接一个地产生，或引经据典，或高谈阔论，信口开河，讲话内容很快就从一个主题转移到另一个主题，即意念飘忽，严重时可出现"音联"和"意联"，讲话时眉飞色舞或手舞足蹈，常常因说话过多而口干舌燥，甚至声音嘶哑。

（3）活动增多、意志行为增强：多为协调性精神运动性兴奋，患者自觉精力旺盛，能力强，兴趣范围广，想多做事，做大事，想有所作为，因而活动明显增加，整日忙碌不停，但多虎头蛇尾，有始无终，有的表现为喜欢交往，爱凑热闹，与人一见如故，爱管闲事，爱打抱不平，爱与人开玩笑，爱接近异性，注重打扮装饰，但一般不得体，行为轻率鲁莽（如挥霍、不负责任或不计后果等），自控能力差，无疲倦感，声称有使不完的劲，严重时，自我控制能力下降，举止粗鲁，可出现攻击、破坏行为。

（4）夸大观念及夸大妄想：患者思维内容多与心境高涨一致，在心境高涨的基础上常常出现夸大观念（常涉及健康、容貌、能力、地位和财富），自我评价过高，言语内容夸大，说话内容漫无边际，认为自己才华出众、出身名门、腰缠万贯、神通广大等等，自命不凡，盛气凌人，严重时可达到妄想的程度。有时可出现关系妄想、被害妄想等，但内容多与现实接近，持续时间也较短。

（5）睡眠需求减少：睡眠明显减少，常诉说"我的睡眠质量非常高，不愿把有限的时间用在睡眠上"，终日奔波也无疲倦感，是躁狂发作的特征之一。

（6）其他症状：可有食欲增加、性欲亢进，对人过分亲热，体检可有瞳孔散大，心率加快，多数患者在疾病的早期就失去自知力。

临床症状轻的叫轻躁狂，严重的叫躁狂。儿童和老人均不典型。在双相情感障碍中，始终仅有轻躁狂或躁狂发作的很少见。

**3. 混合发作**

躁狂症状和抑郁症状可在一次发作中同时出现，即抑郁心境和连续数周的活动过度、言语迫速同时出现，或躁狂心境伴有激越和精力下降、本能活动减少等同时出现。抑郁症状和躁狂症状也可快速转换，因日而异，甚至因时而异。

**4. 其他症状**

可伴有精神病性症状，如夸大妄想、被害妄想、关系妄想等。

## （四）临床分型

**1. 双相障碍**

既有躁狂或轻躁狂发作，又有抑郁发作的一类心境障碍称为双相障碍。

**2. 环性心境障碍**

环性心境障碍的主要特征是持续出现心境不稳定，心境高涨与心境低落反复交替出现。

## （五）病程及预后

该病多急性起病，好发于春末夏初。50%的患者能够在首次发作后的第一年内自发缓解，其余的患者在以后的时间里能缓解的不足1/3，终身复发率达90%以上，约15%的患者自杀身亡，19%的患者转为慢性状态，而长期的反复发作可导致人格改变和社会功能受损。过去一般认为所有躁狂患者均能恢复，而现代治疗显示有50%的患者能完全康复，有少数患者会残留轻度的情感症状，社会功能也不能完全恢复至病前水平。在最初的三次发作，发作间隔的时间越来越短，以后发作的间歇期持续时间不再改变，对于每次发作而言，显著和完全缓解率为70%。

## 四　广泛性焦虑障碍

### （一）概念

广泛性焦虑障碍是一种以焦虑为主要临床表现的精神障碍，是最常见的焦虑障碍。患者常有不明原因的提心吊胆，紧张不安，显著的神经功能紊乱症状，肌肉紧张及运动性不安。患者往往能认识到这些担忧是过度的和不恰当的，但不能控制，并会因难以控制而感到痛苦。患者常常因自主神经症状而就诊于综合医院，经历不必要的检查和治疗。

### （二）病因

包括遗传因素、神经生物学因素、心理社会因素。研究提示，童年期不安全的依恋关系，照护者的矛盾情感，父母过多保护、与养育者过多分享均可能是焦虑产生的原因。

### （三）临床表现

**1. 精神病性焦虑**

精神上的过度担心是焦虑的核心症状，表现为经常对未来可能发生的、难以预料的某种危险或不幸事件担心，有的患者不能明确意识到担心的内容，而总是有一种提心吊胆、惴惴不安的强烈内心体验，这称为自由浮动性焦虑；有的患者担心的可能是日常生活中可能发生的事情，但其担心、焦虑和烦恼的程度与现实不相称，这称为预期焦虑。患者警觉性增高，表现为对外界刺激敏感，易于出现惊跳反应，注意力难以集中，易受干扰，难以入睡，睡中易惊醒，易激惹等。

**2．躯体性焦虑**

表现为运动性不安、肌肉紧张，如搓手顿足，不能静坐，不停地来回走动，无目的的小动作增多。

**3．自主神经功能紊乱**

表现为心动过速，胸闷气短，头晕头痛，皮肤潮红、出汗或苍白，口干，吞咽梗阻感，胃部不适，腹胀腹痛，便秘或腹泻，尿频等。

**4．其他症状**

患者常合并疲劳、抑郁、强迫、惊恐发作及人格解体等症状。部分患者可出现焦虑面容、血压升高、心率增加、肢端震颤等。

**五　惊恐障碍**

**（一）概念**

惊恐障碍也称为急性焦虑障碍，其主要特点是突然发作的、不可预测的、反复出现的、强烈的惊恐体验，一般历时 5～20 分钟或以上，伴濒死感或失控感，患者常常体验到濒临灾难性结局的害怕和恐惧，并伴有自主神经功能失调的症状。

惊恐障碍是一种慢性复发性疾病，并伴随有显著的社会功能损害，患者的日常生活功能甚至低于其他严重躯体疾病患者，如关节炎、糖尿病患者等。

## （二）病因

包括遗传因素、神经生物学因素、心理社会相关因素。

## （三）临床表现

该病的临床特点是突然发生、随即缓解，间歇期有预期焦虑，部分患者有回避行为。

### 1．惊恐发作

患者在无特殊恐惧性处境时，会突然感到一种突如其来的紧张、害怕、恐惧感，此时患者伴有濒死感、失控感、大难临头感，全身肌肉紧张，坐立不安，全身发抖或全身无力，出汗，呼吸困难，心律不齐或心动过速，头痛头晕，四肢麻木，部分患者可有人格及现实解体。

### 2．预期焦虑

患者在发作后的间歇期仍然心有余悸，担心再发及再发的后果，表现为虚弱无力，需要数小时至数天才能恢复。

### 3．回避行为

60%的患者再次发作时有持续性的焦虑与关注，害怕产生不幸的后果，因此会回避工作和学习场所。该病可分为伴有场所恐惧的惊恐障碍和不伴有场所恐惧的惊恐障碍。

约30%的患者1年内缓解较好或不再复发，25%的患者表现为断续病程，部分患者可在数周内完全缓解，病程超过6个月者容易慢性化，40%的患者共病抑郁障碍，这部分患者预后较差，约7%的患者会出现自杀行为。

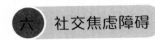

## 六　社交焦虑障碍

### 📖 （一）概念

社交焦虑障碍又称社交恐惧症，是以社交场合持续紧张或恐惧，回避社交行为为主要临床表现的一类焦虑恐惧障碍。

### 📖 （二）病因

研究发现，该病的遗传因素占30%～65%，另外与童年时期的过度保护、忽视、虐待、行为过度被控制或批评、父母婚姻不良、缺乏亲密关系、在学校表现不佳或经历过创伤性"羞辱性"社交事件有关。

### 📖 （三）临床表现

表现为显著而持续性地担心在公众面前丢丑或出现失误，担心被别人嘲笑、负性评价自己，在别人有意无意的注视下，患者更加拘束，紧张不安，所以常常回避社交行为。尽管患者意识到这种紧张和焦虑是不合理的，但仍设法回避相关的社交场合。在极端情形下可导致自我社会隔离。对必需的社交表现出紧张不安，并在社交时有强烈的焦虑和痛苦，如脸红、手抖、不敢对视等。在尽可能快地完成社交行为后匆匆离开，这些行为可严重影响其个人的生活、职业功能和社会关系等。

## 七 特殊恐惧障碍

### （一）概念

特殊恐惧障碍是一种焦虑恐惧障碍，患者的恐惧或回避对象局限于特定的物体、场景或活动，患者会为减少焦虑而采取回避行为。

### （二）病因

一般与童年或成年早期的特殊经历有关，如果不治疗，可持续数十年。

### （三）临床表现

患者害怕的对象多是特定的自然环境（如高处、雷鸣、黑暗）、动物（如昆虫）、处境（如飞行、乘坐电梯、独自待在密闭空间），或害怕感染某种疾病（如艾滋病）、害怕注射等，这些害怕是过分的、不合理的和持久的，尽管患者愿意承认这些对象没什么可怕的，但并不能减少他们的恐惧。

## 八 分离性焦虑障碍

### （一）概念

分离性焦虑障碍一般起病于童年早期阶段，患者因与所依恋人（通常是父母或其他家庭成员或照料者）分别而产生过度焦虑，焦虑的持续时间和严重程度大大超过同龄儿童的正常水平，并使其社会功能受到明显的影响。

## （二）病因

双生子研究提示，该病的遗传因素达 72%，患者幼儿时期常有胆怯、敏感、过分依赖的心理学特点。该病的环境因素包括父母过分保护或过分严厉，苛求、粗暴的家庭教育方式等。此外，心理应激如初次上幼儿园、转学、受批评、移民、亲属或宠物的死亡等也是常见病因。

## （三）临床表现

患者多起病于 6 岁以前，表现为分别时过分担心依恋对象会遇到伤害，或者一去不复返，过分担心依恋对象不在身边时自己会走失、被绑架、被杀害等，以至于自己可能再也见不到亲人，每次离别时均出现头痛、恶心、呕吐等躯体症状或因害怕而不想上学或拒绝上学，也可在离别时出现过度的情绪反应，如烦躁不安、哭喊、发脾气、痛苦、淡漠或社会性退缩，在没有依恋对象陪同的情况下绝对不外出活动，晚上没有依恋对象在身边时绝对不肯上床就寝，或反复出现与离别相关的噩梦，夜间多次惊醒。

## 九 强迫症

## （一）概念

强迫症是以反复出现的强迫观念、强迫冲动、强迫行为等为主要临床表现的精神疾病，多数患者认为这些观念或行为不正常，违反了自己的意愿，但无法摆脱，并为此感到焦虑和痛苦，其症状复杂，病程迁延，易慢性化，致残率较高，对婚姻、职业、情感、社会功能均有严重的影响。尽管如此，很多患者早期并不会主动寻求医治。

## （二）病因

主要包括遗传因素、神经生物学基础、社会因素和心理学因素。

强迫症的发生与社会因素密切相关，主要包括心理素质因素、负性情绪、生活事件和家庭因素。心理学因素主要涉及人格特质、自我概念、应对方式和归因风格等。研究发现，约2/3的患者有强迫人格，通常表现如下。

（1）做事要求完美无缺，按部就班，墨守成规，有条不紊。

（2）对自己要求极为严格，难以通融，固执而灵活性差。

（3）常有不安全感。

（4）拘泥于细节，甚至生活琐事也要"程序化"，负性情绪与生活事件包括环境变迁、人际关系不佳、责任加重、家庭不和、亲人丧失和突然惊吓等有关。

心理学各流派对强迫症产生的原因均有较好的解释。

## （三）临床表现

### 1. 强迫观念

强迫观念是指反复闯入患者意识领域的、持续存在的思想、观念、表象、情绪、冲动或意向，其对患者来说没有现实的意义，违反了患者的个人意愿，患者明知其不正常，试图忽略、压抑或用其他思想、行为来对抗它，但无法摆脱，因而痛苦和焦虑。有的患者抵抗不明显，或随着病程进展，抵抗（反强迫）逐渐减弱。

（1）强迫思维：强迫思维是以刻板形式反复闯入患者头脑中的观念、表象或冲动思维，它们几乎总是令人痛苦的，内容常常是暴力、猥琐或毫无意义的，患者往往试图对其进行抑制，但不成功，虽然这些思维并非患者自愿产生的且令人反感，但患者认为它们是属于自己的。

（2）强迫穷思竭虑：患者对一些常见的事情、概念或现象反复思索，刨根究底，自知毫无意义，但不能自控，例如反复思考"人为什么会说话""天为什么会下雨""地球为什么是圆的"等。

（3）强迫怀疑：患者对自己言行的正确性产生怀疑，需要反复检查、核对，如怀疑自己未完成家庭作业、门窗没有关好、钱物没有点清等，患者能意识到事情已经做好，但不放心，仍要反复检查。

（4）强迫对立观念：患者每当脑中出现一个观念或看到一个词语时，就会马上想到另一个性质上对立的观念或词语，如：想起"和平"，马上就会联想到"战争"；看到"拥护"，脑中马上就会出现"打倒"。

（5）强迫联想：所谓联想就是由一个观念想到另一个观念，当强迫症患者看到、听到或想到某一种事物时，就会不由自主地联想到一些令人不愉快的情景，如看到打火机就联想到爆炸的情景，联想时患者越想越紧张，而且反复联想，不能控制。

（6）强迫回忆：患者意识中反复出现经历过的事情，无法摆脱，感到苦恼，有时强迫回忆和强迫怀疑同时出现。强迫回忆时，有的患者表现为发呆，被打断时，又从头再来。

（7）强迫意向：患者可体会到一种强烈的内在冲动要去做某种违背自己意愿的事情，但实际上不会转变为行动，因为患者知道这种冲动是非理性的、荒谬的，故努力克制，但内心冲动无法摆脱，例如想把小孩扔出窗外、站在高处就想往下跳、走在路上想撞向行驶的汽车等。

## 2. 强迫行为

强迫行为是指强迫症患者为阻止或降低强迫观念所致焦虑和痛苦而反复做出的一种行为或仪式化动作，往往继发于强迫观念。

（1）强迫检查：多为减轻强迫怀疑所产生的焦虑而采取的措施，通常表现为反复检查门窗、煤气是否关好等，连续检查数十次还不放心。

（2）强迫洗涤：表现为患者为了阻止对受到污物、毒物或细菌污染的担心，反复不断地洗手、洗澡、洗衣服等。

（3）强迫询问：患者不相信自己的所见所闻，为消除此疑虑带来的焦虑，常常不厌其烦地询问他人（尤其是家人），以获得解释和保障。例如反复询问自己有否讲错话、做错事等。

（4）强迫计数：患者对数字发生强迫观念，整日沉浸于无意义的计数，连偶然看到的电话号码、车牌号码都要反复默记，或反复不断地数窗格、楼梯、楼层，浪费了大量的时间而不能自控。

（5）强迫的仪式动作：这是一些反复出现的、刻板的、过分的程序或仪式动作，是为了阻止某个强迫观念所致焦虑而逐渐发展起来的。

## 3. 回避行为

患者通常采取回避行为以中和或减轻焦虑，包括回避可诱发强迫思维、强迫行为的人、地点和事物等，疾病严重时，回避就成了最受关注的症状。

### 4．其他

包括一般伴随的焦虑和抑郁症状。强迫洗手等会造成相应的创伤。另外，患者常常有不适当的人际关系。

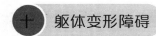

## 十　躯体变形障碍

### （一）概念

躯体变形障碍是指身体外表并无缺陷或仅有轻微缺陷，但患者总认为自己有缺陷，或过度夸大轻微缺陷，觉得自己丑陋不堪或令人厌恶，而且已经引起他人注意，并为此而苦恼的一种疾病。

### （二）病因

尚未明确，可能是生物、心理、社会文化多重因素作用的结果。与抑郁症有很高的共病率。

### （三）临床表现

该病的典型表现是认为自己的外形有缺陷或丑陋，通常涉及的部位有鼻、口、耳、乳房、臀部、阴茎等，也可涉及身体的其他部位。患者认为其所关注的身体部位存在缺陷、丑陋、不对称、过大或过小、不成比例等，或埋怨头发稀疏，皮肤有痤疮、皱纹，面色苍白或发红，或不够强壮等。患者为此深感不安、焦虑、抑郁，并因感到自己丑陋而回避社交场合或由于担心而辍学、辞工等。

## 十一 囤积障碍，拔毛障碍，皮肤搔抓障碍

 **（一）囤积障碍**

囤积障碍是以对无用或价值不大的物品无休止地收集且不愿丢弃，从而占据大量的空间为特征的强迫性障碍。表现为不仅不肯丢弃一切无用或用坏的东西，而且过分地收集东西，购买、收集、囤积一切有价值或无价值的东西，且过分依恋这些物品而难以丢弃。

**（二）拔毛障碍**

拔毛障碍是以反复出现无法克制的拔掉毛发的冲动，导致头发明显缺少为特征的一种慢性疾病。患者表现为反复地用手、铁夹或镊子等将自己的头发强行拔除，拔毛部位可涉及身体任何有毛发的部位。

**（三）皮肤搔抓障碍**

皮肤搔抓障碍以反复强迫性地搔抓皮肤为特征，其方式还有摩擦、挤压、切割或牙咬皮肤，身体上可留下痂痕。

## 十二 分离性神经症状障碍

### 📖 （一）概念

分离性神经症状障碍既往称为分离运动和感觉障碍（也称"癔症"），是转换障碍的主要症状群，其最重要的特征是临床症状类似神经系统损伤，但查无实据。

### 📖 （二）病因

包括遗传、脑结构与功能的异常、心理因素（应激事件、幼年期创伤、人格特征等）、社会文化因素。

### 📖 （三）临床表现

**1. 抽搐和痉挛**

患者表现为抽搐与痉挛，既往称假性癫痫发作，是一种类似癫痫发作的状态，但没有癫痫发作的特征和相应的脑电图改变。常于情绪激动或受到暗示时突然发病，发作时患者缓慢倒地或卧于床上，呼之不应，全身僵直，肢体一阵阵抖动，或在床上打滚，或角弓反张，呼吸时急时停，可有揪衣服、抓头发、捶胸顿足、咬人等行为，有的患者表情痛苦，双眼噙泪，但无大小便失禁，如有跌倒，也会避开危险，历时数十分钟后缓解，发作后没有精神呆滞、失眠，但可呈木僵状态或有意识状态改变。在有人围观的情况下发作更严重。

（1）虚弱和瘫痪：患者表现为部分或全部的肢体运动能力丧失，或不能进行协调运动，如出现肢体瘫痪，伴肌紧张或反射减弱，肌张力增高，常常固定于某种姿势，被动运动时有明显的抵抗。慢性患者可有肢体挛缩或失用性肌肉萎缩。检查时不能发现相应的神经病系统损害的证据。

（2）运动障碍：患者表现为震颤、肌阵挛、舞蹈病样运动、肌张力障碍、运动不能和运动障碍，为非故意的不规则运动，患者不会站立，不能行走，但通常不会跌伤。

**2．步态障碍**

类似共济失调步态、怪异步态，没有帮助不能站稳，看似不能站立，但患者几乎不会跌倒和跌伤。

**3．吞咽障碍**

患者表现为喉部异物感、梗阻感或喉部肌肉痉挛感，因而怀疑自己得了重病，并为此焦虑不安。

**4．失声症**

患者感觉自己无法言语，因而表现缄默，或想说话，但发出的声音别人听不懂。

**5．感觉改变**

患者一般躯体感觉增强或减弱，或感到与以往的触觉、痛觉体验不一致，或本体感觉异常。

**6．视觉症状**

患者表现为弱视、失明、管窥、视野缩小、视物变形或幻视，常突然发生，经过治疗可恢复。

**7．听觉症状**

多表现为听觉突然丧失，但听觉检查显示正常。

**8．意识改变**

意识改变的特征是恍惚、昏睡和其他意识改变状态。

### 9．认知症状

认知功能的改变可表现在记忆、语言或其他认知领域的功能下降或改变，但患者没有认知功能受损的证据。如有的患者表现为"童样痴呆"，对提问给予近似回答。这些认知功能的障碍可导致患者家庭、社会、教育、职业等方面的功能障碍。

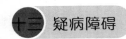

## 十三 疑病障碍

### （一）概念

疑病障碍是一种以患者担心或相信自己患有一种或多种严重躯体疾病的持久的先占观念为特征的精神障碍。

### （二）病因

不良个性是疑病障碍发病的基础，心理社会因素可起到诱发和强化的作用。

#### 1．不良个性

该病的发病与一定的病前个性有关，即疑病型人格，突出表现为过分关注来自身体的各种感觉，常有异常感觉的体验。

#### 2．社会文化因素

社会文化因素对该病的发生发展具有重要的影响，患病改变了患者个人和社会的关系。患者角色享受的某种特权和获得的补偿（继发性收益）可能强化患者的疑病行为。

### （三）临床表现

表现为患者对自身健康过分担心，反复纠缠于身体健康和疾病的问题而无法解脱。患者对健康过分忧虑，对身体过分关注和感觉过敏，这种疑病观念是其核心症状，也是其临床表现的一个连续谱。

疑病观念者确信自己患有某种严重或可怕的疾病，通常夸大躯体不适的主诉及症状，可能变得对其身体状态更加警觉，以至于出现焦虑、抑郁情绪。患者会反复就医，成为门诊的常客，常常携带大量的就诊记录，过分陈述自己的病史而难以打断。

疑病症状可涉及各个器官，以胸、腹、头、颈等部位的症状常见。

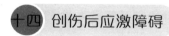

## 十四 创伤后应激障碍

### （一）概念

创伤后应激障碍是由于患者受到异乎寻常的威胁性、灾难性心理创伤，导致延迟出现的和长期持续的精神障碍。

### （二）病因

**1. 直接因素**

异乎寻常的创伤性事件是该病发生的直接原因。在日常生活中，许多超出预料的事件都可以是"创伤性"的，如离婚、失业、考试失败等。

**2. 危险因素**

创伤性事件是创伤后应激障碍发生的必备条件，但不是充分条件。虽然大部分人在经历了创伤性事件后都会出现程度不等的症状，但研究表明，只有部分人最终成为创伤后应激障碍患者，许多因素会影响创伤后应激障碍的发生，包括存在精神障碍的既往史与家族史、儿童期创伤（如受虐待、受歧视、被遗弃）、性格内向、创伤事件前后有其他负性生活事件、躯体健康状况欠佳、社会支持缺乏等。

### （三）临床表现

**1.侵入性症状群**

患者常常以非常清晰的、极端痛苦的方式进行着"重复体验"，包括反复出现以错觉、幻觉构成的创伤性体验，称为闪回。此时患者仿佛又完全回到创伤性事件时的情景，重新表现出事件发生时所伴发的各种情感，创伤性事件反复侵入是 PTSD 最常见也是最具特征性的症状。

**2.持续性回避**

在创伤性事件发生后，患者对与创伤性事件有关的事物采取持续主动回避的态度：回避的内容包括创伤性事件及与其相关的痛苦记忆、思想、感觉，以及能唤起这种感觉的情景、人、对话、地点、活动、物体等。

**3.认知和心境的负性改变**

在遭遇创伤性事件后，许多患者出现认知和心境方面的负性改变，如认为"世界是绝对危险的""没有人可以信任"等，患者会出现持续的负性情绪状态，对重要的活动失去兴趣，疏远他人，持续地不能体验到正性情绪。

**4.警觉性增高**

表现为过度警觉，惊跳反应增强，注意力不集中，易激惹、易怒，有自我毁灭行为，部分患者会出现睡眠障碍。

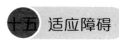

**十五** 适应障碍

📖 **（一）概念**

适应障碍是指在明显的生活改变或环境变化后产生的短期的、轻度的烦恼状态和情绪失调，常有一定程度的行为变化等，但并不出现精神症状。

📖 **（二）病因**

主要为典型的生活事件，包括居丧、离婚、失业或变换岗位、迁居、转学、患重病、经济危机、退休等。

📖 **（三）临床表现**

患者的症状常在应激生活事件发生后的1～3个月内出现，临床表现多种多样，包括抑郁心境、焦虑或烦恼，感到不能应对当前生活或无从计划未来，失眠，应激相关的躯体功能障碍（头痛、腹部不适、胸闷、心慌），社会功能或工作受到谴责损害，有些患者可出现暴力行为。

成年人多见情绪症状，以抑郁为主者，表现为情绪不高，对日常生活丧失兴趣，自责，有无望、无助感，伴有睡眠障碍、食欲变化和体重减轻，有激越行为。以焦虑为主者，则表现为焦虑不安、担心害怕、神经过敏、心慌、呼吸急速、有窒息感等。青少年以品行障碍为主，主要表现为逃学、斗殴、说谎、物质滥用、离家出走、性滥交等。儿童主要表现为尿床、吮手指等。

## 十六　神经性厌食

### 📖（一）概念

神经病性厌食是指有意节制饮食，导致体重明显低于正常标准的一种进食障碍。其核心的心理特征是特有的关于体型和体重的超价观念。

### 📖（二）病因

**1.生物学因素、遗传因素**

生物学因素包括神经递质因素和神经内分泌因素。遗传因素在神经性厌食中起着相当重要的作用，先证者的女性一级亲属的患病率比一般人高8倍。

**2.心理学因素**

神经性厌食患者具有内向、敏感、缺乏自信、自我评价低、低自尊、完美主义、刻板主义、强迫、易焦虑、易冲动等个性特征。

**3.社会文化因素**

该病的发生与患者所处环境的文化观念有关。在现代社会文化观念中，女性以身材苗条为自信的来源，以"瘦"为美，媒体宣传也多以身材苗条为社会时尚。

### 📖（三）临床表现

**1.故意限制能量摄入**

此常为该病的首发症状。限制人体必需的能量摄入可导致患者体重明显低于正常标准，患者体重常比正常体重减轻15%以上，或者体重指数（BMI）小于17.5。

**2．担心体重增加或发胖**

患者对于自身体重的增加感到恐惧，担心发胖或自觉太胖，认为自己体型不完美，即使体重低于正常，患者仍然采取剧烈运动、自行催吐、滥用泻药等方法减轻体重。

**3．体像障碍**

患者对自身体像存在歪曲认识，即使骨瘦如柴，仍然认为自己过胖。

**4．神经内分泌改变**

女性可有闭经，男性可有性功能减退，青春期前患病可延迟第二性征的发育。

**5．营养不良和代谢紊乱**

表现为皮肤干燥、苍白，皮下脂肪少，皮肤失去弹性与光泽，毛发稀疏脱落，以及体温低、血压低、心动过缓、贫血、水肿、无症状性低血糖等。严重时可出现电解质和酸碱平衡失调的症状，如低钾血症等。

**6．精神症状**

患者常有抑郁、焦虑情绪和强迫症状，心境不稳定，易激惹，有社交退缩症状，部分患者有自杀倾向。

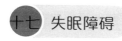

十七　失眠障碍

 （一）概念

失眠障碍是以频繁而持续的入睡困难或睡眠维持困难并导致

睡眠满意度不足为特征的睡眠障碍，可影响患者的日间社会功能。

### （二）病因

引发失眠的因素很多，常见的因素包括：

（1）心理社会因素：如生活和工作的各种不愉快事件。

（2）环境因素：环境嘈杂，光线不适，过冷、过热，空气污浊，睡眠拥挤或突然改变睡眠环境等。

（3）生理因素：如饥饿、过饱、疲劳、性兴奋等。

（4）精神疾病因素：如焦虑障碍、抑郁障碍时。

（5）食物与药物因素：如咖啡因、茶碱、甲状腺素、皮质激素、抗震颤麻痹药等。

（6）睡眠节律变化因素：如夜班和日班频繁变动等。

（7）躯体疾病因素。

（8）生活行为因素：如日间睡眠过多、抽烟等。

（9）个性特征因素：如过于紧张、焦虑、强迫的人格特征等。

### （三）临床表现

**1. 失眠症状**

（1）入睡困难：表现为在适当睡眠时机和睡眠环境的条件下，不能较快入睡。入睡快慢的临床意义有年龄差异。对于儿童和青少年，入睡时间大于 20 分钟有临床意义；对于中老年人，入睡时间大于 30 分钟才有临床意义。

（2）睡眠维持困难：包括睡眠不实（觉醒过多、过久）、睡眠表浅（缺少深睡）、夜间醒后难以再次入睡、早醒、睡眠不足等。早醒通常是指比预期的起床时间早 30 分钟以上，并引起总睡眠时间减少。早醒的判断需要考虑平时的就寝时间。

**2．觉醒期症状**

失眠常常引起非特异性睡眠觉醒症状，即次日日间功能损害，常常表现为疲劳或全身不适感，日间思睡，焦虑不安，注意力不集中或记忆障碍，社交、家务、职业或学习能力损害等。

对失眠的恐惧和对失眠所致后果的过分担心常常引起患者的焦虑不安，使失眠者陷入一种恶性循环：失眠—担心—焦虑—失眠，久治不愈。

## （四）临床分型

在国际上，失眠障碍可分为慢性失眠、短期失眠和其他失眠障碍。

慢性失眠是指失眠和日间功能障碍每周至少出现 3 次，至少持续 3 个月。

短期失眠是指失眠和日间功能损害少于 3 个月，并且没有症状出现频率的规定，许多患者的短期失眠可随时间而缓解，部分患者可转为慢性。

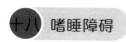

## 十八 嗜睡障碍

## （一）概念

嗜睡障碍是以日间过度思睡及睡眠发作为主要特征的睡眠障碍，包括发作性睡病、特发性睡眠增多综合征、疾病相关过度思睡、药物或物质滥用所致过度思睡、睡眠不足综合征。

## （二）临床表现

### 1. 发作性睡病

发作性睡病以难以控制的思睡、发作性猝倒、睡眠瘫痪、入睡幻觉及夜间睡眠紊乱为主要特征。大约有1/3的患者具备上述所有症状。

（1）日间过度思睡和睡眠发作：所有患者日间均过度思睡，尤其在安静或单调环境下常常发生不可抗拒的睡眠发作。睡眠发作不分时间、地点及场合，多持续数分钟至数十分钟，小睡后可头脑清醒，但不能持久，一日可多次发作。

（2）发作性猝倒：60%～70%的患者可出现无力发作甚至猝倒。猝倒常在睡眠发作数月至数年后出现，常见于强烈的情感刺激如发怒、大笑时，实质是强烈的情感所诱发的躯体双侧肌张力突然完全或部分丧失，发作时患者意识清晰，发作历时短暂，一般不超过2分钟，若发作地点不妥，则可造成危险。

（3）睡眠瘫痪：多出现于刚入睡或刚睡醒时，患者会发生一过性的全身不能动弹或不能说话，其实质是睡眠时出现的肌肉失张力发作，发作可持续数秒至数分钟，发作时如被别人触碰，可提前终止瘫痪状态。

（4）入睡幻觉：是由觉醒至睡眠的转换期出现的视、触、听幻觉，也可表现为梦境样经历体验。

（5）夜间睡眠紊乱：表现为易醒多梦，醒后可再次入睡，夜间体动明显，早晨困倦而起床困难。

### 2. 特发性睡眠增多

以日间过度嗜睡但不伴猝倒为主要特征，患者早晨或小睡后觉醒困难（宿醉睡眠），觉醒耗时过长，难以醒转，反复再次入睡，伴易激惹、无意识行为和意识模糊，自我报告夜间睡眠通常超过 10 小时，日间小睡超过 1 小时，醒后无精神恢复感，明显影响社会功能，或引起患者显著的痛苦，不能用其他原因解释。

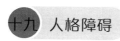

# 十九　人格障碍

## （一）概念

人格障碍是指明显的偏离正常且根深蒂固的行为方式，患者有适应不良的性质，其人格在质上、内容上或整个人格方面均有异常。（备注：人格或称个性，是一个人固定的行为模式及在日常生活中处事待人的习惯方式。）

## （二）病因

### 1．生物学因素

（1）遗传因素：人格障碍与遗传因素密切相关。有研究指出，同卵双生子的同病率高达 67%。总之，人格障碍可能是遗传及社会环境互相作用的结果。

（2）神经生化因素。

（3）病理生理因素：人格障碍患者的双亲脑电图异常率较高。50% 的人格障碍患者的脑电图有慢波出现。有学者认为，人格障碍的出现与大脑发育延迟有关。

### 2．心理社会因素

童年生活经历对个体人格的形成有重要作用，如父爱或母爱被剥夺，父母的教育态度不一致，反复无常，好恶、奖罚没有定规和原则，使小孩生活在矛盾的牵制之中，无所适从，不能发展自我同一性的感觉，导致成年后自我概念紊乱，形成边缘型人格。

### （三）常见类型及临床表现

**1．偏执型人格障碍**

以猜疑和偏执为特点，男性多于女性，有以下表现。

（1）对挫折与拒绝过分敏感，对他人"忽视"自己的行为深感羞辱，满怀怨恨。

（2）容易长久记仇，不肯原谅侮辱、伤害或轻视，对自认为受到的轻视、不公平待遇耿耿于怀，有强烈的敌意和报复心。

（3）猜疑。把别人无意的或友好的行为误解为敌意或轻蔑，总认为他人不怀好意，无端怀疑别人要伤害、欺骗或利用自己，认为有针对自己的阴谋。

（4）好斗。容易与他人发生争辩、对抗，固执地追求合理的利益或权利，意见多，常有抗议，单位领导常觉得这类人难以安排。

（5）常常病态嫉妒他人，毫无根据地怀疑配偶的忠诚，限制配偶和异性的交往或对此表现出极大的不快。

（6）自负。自我评价过高，对他人的过错不能宽容，给人以得理不饶人的感觉。

**2．分裂型人格障碍**

以情感冷漠及人际关系明显缺陷为特点，男性多于女性，有以下表现。

（1）几乎没有能体验到愉快的活动。

（2）情绪冷淡。对人冷漠，缺乏热情和幽默感。

（3）对他人表达温情、体贴或愤怒等情绪的能力有限。

（4）对于批评或表扬都无动于衷，对于别人对自己的看法漠不关心。

（5）对与他人发生性接触无兴趣。

（6）几乎总是单独行动，回避社交，离群独处，我行我素而自得其乐。

（7）过分沉迷于幻想和内省。

（8）没有亲密朋友，不能与人建立信任关系，也不想建立这种关系。

（9）明显地无视社会公认的常规及习俗，常常不修边幅，服饰奇特，行为怪异或不合时宜，不符合当地的风俗习惯或目的不明确。

### 3．反社会型人格障碍

也称社交紊乱型人格，以不遵守社会规范和漠视、侵犯他人权利为特点。男性多于女性。临床表现如下。

（1）对他人的感受漠不关心，往往缺乏正常的人间友爱、骨肉亲情，对家族亲情缺乏爱和责任心，对人冷酷无情。

（2）缺乏责任感，无视社会规范与义务，经常违法乱纪。

（3）尽管建立人际关系并无困难，但不能长久保持。

（4）对挫折的忍耐力极低，微小的刺激便可引起患者的攻击，甚至是暴力行为。

（5）无内疚感，不能从惩罚中吸取教训。

（6）易迁怒于人，或者与社会相冲突时对自己的行为做似是而非的合理化解释。

（7）多在 18 岁前出现品行问题，如经常说谎、逃学、吸烟、酗酒、外宿不归、欺侮弱小、偷窃、斗殴、赌博、故意破坏他人财物或公共财物，甚至出现性犯罪行为，或曾被学校开除或被公安机关管教等。

反社会型人格障碍和违法犯罪具有较密切的关系，罪行特别严重、作案手段残忍、犯罪情节恶劣的犯人中有相当比例属于反社会型人格障碍。

**4．边缘型人格障碍**

以极不稳定的情绪、行为、人际关系和自我形象为特点，女性多于男性。主要表现如下。

（1）情绪不稳定，上一刻还在争论，下一刻就能抑郁。强烈的愤怒暴发常常导致"行为爆炸"，当冲动行为被人评判或阻止时，极易诱发抑郁表现。

（2）人际关系极不稳定，表现为强烈的时好时坏。自我形象、行为目的及内心的偏好常常是模糊不清的或是扭曲的，缺乏持久的同一性。因而自尊心不足，常有持续的空虚感。

（3）行为不计后果，事先进行计划的能力很差，易冲动。

**5．表演型人格障碍**

即是以往所称的癔症性人格障碍。以过分情感用事、用夸张的言行吸引他人注意为特点。表现如下。

（1）自我戏剧化，做作，情绪表达夸张，表情丰富但矫揉造作。

（2）行为暗示性强。

（3）情感体验肤浅。

（4）不停地追求刺激。

（5）外表行为显示出不恰当的挑逗、夸张、做作，甚至于卖弄风情，给人以轻浮的感觉。

（6）对自己的外观、容貌过分计较。

（7）以自我为中心，自我放任，感情易受伤害，为满足自己的需要常常不择手段。

## 6．强迫型人格障碍

以过分的谨小慎微、严格要求、完美主义及内心的不安全感为特征，男性是女性的 2 倍。70% 的强迫症患者发病前有强迫型人格障碍。表现如下。

（1）过分疑虑、谨慎，常常有不安全感，往往穷思竭虑，对实施的计划反复检查、核对，唯恐有疏忽或差错。

（2）对细节、规则、条目、表格、秩序过分关注，常拘泥于细节而犹豫不决，往往逃避做决定，做了决定又会感到焦虑不安。

（3）追求完美，对任何事物都要求过高，以致影响工作的完成。

（4）道德感过强，过分看重工作成败而不顾及乐趣和人际关系。

（5）过分迂腐，拘泥于社会习俗，缺乏创新和冒险精神。

（6）刻板、固执，不合理地坚持要求别人严格按照自己的方式行事，或即使让别人行事也极不放心，担任领导职务者往往事必躬亲，事无巨细。

## 7．回避型人格障碍

既往也称焦虑型人格障碍，以对拒绝极其敏感和社会回避为特征，患者常常感到紧张、提心吊胆、不安全，以及过于担心和自卑，表现如下。

（1）有持续而泛化的紧张感和忧虑。

（2）自卑。相信自己在社交上笨拙，没有吸引力或不如别人。

（3）在社交场合总是过分担心被人指责或拒绝。

（4）除非肯定受欢迎，否则不肯和别人打交道。

（5）在生活风格上有很多限制，夸大日常处境的危险。

（6）对拒绝或批评过分敏感。

**8．依赖型人格障碍**

以过分依赖、害怕被抛弃和决定能力低下为特征。表现如下。

（1）请求或顺从他人为自己生活中的大多数重要事情做决定。

（2）将自己的需求附属于所依赖的人，过分顺从他人的意志，宁愿放弃自己个人的趣味、价值观。

（3）不敢对所依赖的人提出即使是合理的要求，处处委曲求全。

（4）由于过分害怕不能照顾自己，因此在独处时总感到不安或无助。

（5）沉陷于被亲密的人抛弃的恐惧之中，生怕孤立无援。

（6）没有人保证时，不能做出日常决定，缺乏自信，总认为自己无依无靠。

# 二十　对立违抗障碍和品行障碍

 **（一）概念**

对立违抗障碍是指一般在儿童发育过程中出现的以持久的对抗、不服从、消极抵抗、易激惹和敌对行为为特征的一类障碍。

品行障碍一般是指在儿童青少年中出现的反复而持续的反社会人格及攻击性、对抗性行为等，这些行为侵犯了他人的基本权利，违反了与年龄相适应的社会行为规范和道德准则，也影响了患者自身的社交、学业和职业功能。

## （二）病因

**1．生物因素**

包括遗传、神经生化、病理生理等因素。

**2．社会心理因素**

（1）家族因素：不良的家族因素是重要的病因。这些因素包括：父母患精神疾病；物质依赖；精神发育迟滞；频繁更换照顾者；父母对孩子冷漠或忽视，挑剔、粗暴甚至虐待孩子，或者对孩子过分放纵，不管教；父母之间缺乏亲密感情关系，不和睦，经常争吵或打斗，分居或离异；父母有违法犯罪行为。

（2）社会环境因素：包括经常接触暴力或黄色媒体宣传，接受周围人的不正确的道德观和价值观，结交有抽烟、酗酒、打架斗殴、敲诈、欺骗、偷窃等行为的同伴等。

## （三）临床表现

**1．对立违抗障碍**

（1）消极、愤怒、易激惹的心境。

（2）争辩性、对抗性的行为。

**2．品行障碍**

（1）攻击性行为：经常攻击人或动物。

（2）破坏性行为：破坏他人财物或公共财物。

（3）欺诈或盗窃：经常说谎，并从中获得好处或财物。

（4）严重违反原则：13岁之前开始出现，表现为经常旷课、逃学，外出游荡不回家。

## 二十一 孤独症谱系障碍

### 📖 （一）概念

以往被称为广泛性发育障碍，该病起于婴幼儿时期，主要表现为不同程度的交往障碍、语言发育障碍、兴趣狭窄和行为方式刻板症状。多数患者伴有智力障碍，预后差。

### 📖 （二）病因

包括遗传、神经递质异常、脑功能异常、免疫系统功能异常等因素。

### 📖 （三）临床表现

**1. 社会交往障碍**

不能与别人建立正常的人际交往关系，没有目光对视，表情贫乏，缺乏期待父母或他人拥抱、爱抚的表情或姿态，或拒绝父母的拥抱或爱抚。在得到别人的关爱时也不会流露出愉快和满足感。

**2. 语言交流障碍**

患者语言发育明显落后于同龄儿童，一般 2～3 岁时还不会说有意义的单词和最简单的句子，不能用语言来进行人际交流。四五岁时能说单词，然后说出简单句子，但仍然不会使用代词，或者会用错代词，尤其是你、我、他等人称代词。患者可能突然说出一个语句，但内容与当时的环境毫不相关。患者说话时也毫不在意别人是否在听，好像是自言自语，说话时语句单调平淡，缺乏抑扬顿挫的感情，很少注视对方的眼睛。患者不会主动地找人交谈，也不会向人提出问题，常常有模仿语言或刻板语言。如模仿曾经从电视台里听到的句子，重复别人刚说过的话，或反复询问一个简单的问题。

当患者不会使用语言时，往往用动作来表达自己的愿望和需求。如用手指着自己想要的东西，用脱裤子表示想上厕所。患者的身体语言如点头、摇头、手势、面部表情的变化也明显少于正常同龄儿童。

**3．兴趣范围狭窄，动作行为刻板**

患者对正常儿童喜欢的活动、玩具、游戏等都不感兴趣，而喜欢玩一些非玩具性的物品，如一根废铁丝、一个瓶盖等。或会观察转动的风扇、倾听下水道的流水声等，可持续数分钟或数小时而不厌倦。对玩具独有的特点不感兴趣，却十分关注玩具的某一个主要特征，如拿到一个玩具熊，不关注它的整体的可爱体态，而只关注它的绒毛，会反复地用手触摸，或用鼻子闻。经常固执地保持日常活动的程序，如有改变则焦虑不安、不愉快、哭闹，甚至有反抗行为。部分患者有捶胸、转圈、跺脚等动作。

**4．伴随症状**

（1）智力障碍：75%~80% 的患者伴有不同程度的智力障碍，其中三分之一为轻中度的智力低下，其余为重度至极重度的智力障碍。

（2）精神症状：多数患者有意志缺陷和多动障碍。其他合并症有强迫行为、自伤行为、攻击和破坏行为等。

（3）癫痫：在孤独症谱系障碍患者中的发生率为 12%~20%，以大发作类型居多。低智能型患者的发生率较高。

## （四）病程与预后

患儿一般在 12 ~ 24 个月时发生症状，表现为对社交缺乏兴趣，语言发育延迟。但不是退行性病程，随着年龄的增长，语言逐渐发育，但始终低于同龄人水平。尽早接受良好的康复训练和教育有助于改善预后。

# 二十二 注意缺陷多动障碍

## （一）概念

注意缺陷多动障碍为明显的注意力不集中和注意持续时间短暂，活动过多，冲动，可导致学习效率低下和人际交往困难。

## （二）病因

（1）遗传。该病有家族聚集现象，患者双亲患病率为 20%，一级亲属患病率为 10.9%，二级亲属患病率为 4.5%。

（2）脑部额叶发育异常。

（3）脑电图异常。

（4）中枢神经系统递质功能低下。

（5）其他相关的危险因素，如母亲在围生期出现并发症、家庭破裂、母亲患抑郁症等。

## （三）临床表现

### 1. 注意障碍

注意障碍是该病的主要症状，表现为在听课、做作业或做其他事情时，注意难以持久，常常分心，或注意不断地从一种活动转移到另外一种活动上。

**2．活动过多和冲动**

患者经常显得很不安宁，小动作多，在座位上扭来扭去，在教室或其他需要安静的场合擅自离开座位，到处乱跑或攀爬，难以从事安静的活动或游戏，仿佛精力特别旺盛。

**3．学习困难**

患者因多动而影响课堂上的听课效果、完成作业的速度和质量，致使成绩低于其智力所应该达到的水平。

**4．神经和精神的发育异常**

患者的精神、动作、协调运动、空间位置觉等发育较差，如翻手、对掌指运动、系纽扣等都不灵便，分辨左右也困难。患者可共患其他精神障碍，如品行障碍（40%）、焦虑障碍（31%）、抽动障碍（11%）等。

## （四）预后

多数患者的症状会持续到成人。预后良好的因素是家庭有强大的支持系统、人际关系良好、被同伴接纳、老师给予关心和鼓励等，相反则预后不良。

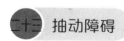

二十三 **抽动障碍**

## （一）概念

抽动障碍是发病于 18 岁前，症状表现为运动肌肉和发声肌肉抽动的一组疾病。

## （二）病因

包括遗传因素、中枢神经系统损伤及病理改变、心理因素、免疫因素、药物因素等。

## （三）临床表现

### 1．基本症状

主要是运动抽动和发声抽动。这两类抽动可有简单和复杂两种表现形式，抽动症状可发生在单个部位或多个部位。运动抽动的简单形式有眨眼、耸鼻、歪嘴、耸肩、转肩，复杂形式有蹦跳、跑跳和拍打自己。发声抽动的简单形式有清嗓、吼叫、犬叫等，复杂形式有重复声音、模仿语言、说秽语（脏话）等。

抽动障碍的特点是不随意、突发、快速、重复和非节律性，受意志控制在短期内可以暂时不发生，但不能长时间控制。

### 2．临床类型

（1）短暂性抽动障碍。又称抽动症，为最常见类型，主要表现为简单的抽动症状，多发于头面部，如眨眼、耸鼻、歪嘴、耸肩、转肩、皱额、侧视、摇头等，少数可表现为简单的清嗓、咳嗽、吼叫、犬叫或发出"啊""呀"等单调的声音。

（2）慢性运动或发声抽动障碍。

（3）发声和多种运动联合抽动障碍。

## （四）病程与预后

患者一般起病于 4～6 岁，10～12 岁时症状最明显，病程中症状时轻时重。短暂抽动障碍预后良好，症状可在一年内消失。慢性运动或发声抽动障碍、发声和多种运动联合抽动障碍病程在一年以上。多数患者的症状可在青春期缓解，对其日常生活、学习、人际交往等社会功能影响不大。

## 二十四　老年期痴呆

### （一）概念

痴呆是形容大脑功能减退的医学术语。根据病因，痴呆主要分为阿尔茨海默病、血管性痴呆、路易体痴呆等，以前两者所占比例较大。

阿尔茨海默病是一种病因不明、呈进行性发展的原发性脑变性疾病，常起病于老年或老年前期，临床上以遗忘综合征、失语、失明、失用、失认和执行功能障碍为特征，同时伴有精神行为异常和社会生活功能减退。

血管性痴呆是指由于脑血管病变而引起的以痴呆为主要临床相的疾病，既往称多发性梗死性痴呆。血管性痴呆是导致老年期痴呆的居第二位的原因，仅次于阿尔茨海默病。

### （二）病因

（1）阿尔茨海默病的病因不明。

（2）血管性痴呆是多种脑血管疾病的结果。其危险因素还包括高血压、糖尿病、高血脂及脑梗死等。

### （三）临床表现

**1. 早期表现**

（1）记忆减退：患者会经常忘事，特别是会忘记眼前刚发生的事，且学习新知识困难，而对以往的事情记忆尚好。

（2）日常家务能力下降：如会把穿衣服的次序与正反弄错，将电饭煲干烧，不如以往注重洁净等。

（3）理解力或合理安排事务的能力下降：如与人交谈时跟不上他人的思路，不能管理自己的钱财，将东西放在不适合的地方等。

（4）语言表达问题：患者会忘记单个词语或用"这个""那个"来替代，旁人较难理解他的意思。

（5）情绪变化、性格变化：如变得多疑，总是怀疑别人偷其东西等。

**2．中期表现**

（1）变得更加健忘，除了近事记忆受损外，远事记忆也受损。

（2）执行能力下降，不能独自从事煮饭、打扫卫生或购物等活动。

（3）开始变得非常依赖他人，个人自理能力下降，需要他人的协助，如上厕所、洗衣服及穿衣等。

（4）说话越来越困难。

（5）出现无目的游荡和其他异常行为，在居所及驻地等熟悉的地方也会走失，会出现幻觉。

**3．晚期表现**

（1）失用。

（2）失认。

（3）失语。

（4）两便失禁。

（5）不会自行进食，生活完全不能自理。

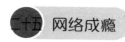

## 二十五 网络成瘾

### （一）概念

网络成瘾指在无成瘾物质作用下对互联网使用冲动的失控行为，表现为过度使用互联网后导致明显的学业、职业和社会功能受损。其中，持续时间是诊断网络成瘾障碍的重要标准，一般情况下，相关行为需至少持续 12 个月才能确诊。

### （二）原因

（1）缺乏自我控制能力。青少年尚未形成完整稳定的世界观、人生观和价值观，对新鲜事物好奇与探究的欲望十分强烈。少数人经受不住其他玩家的蛊惑、宣传，在猎奇心理的驱使下，往往因为自制力薄弱而深陷互联网之中。

（2）沟通和社交能力低下。孤独感和网络游戏使用的增加成正相关。自卑可造成孤独，表现为患者难以与人建立良好的人际关系。有的患者因为内心压抑，所以希望通过玩游戏得到宣泄和释放，从而在虚拟世界获得满足感。

（3）存在焦虑、抑郁等心理问题。游戏成瘾是患者焦虑、抑郁症状的表现之一，患者将打游戏作为缓解焦虑、抑郁的重要手段，与"借酒浇愁"类似。[《中国青少年健康教育核心信息及释义（2018 版）》]

### （三）游戏成瘾的表现

（1）患者在游戏上花的时间越来越多。

（2）患者整天想着上网玩游戏，如果一段时间不玩，就会觉得难以忍受。

（3）玩游戏已经影响到患者的正常学习、工作和生活。

（4）每当不能上网玩游戏时，患者都会感到坐立不安、情绪低落或无所适从，想要戒掉，却欲罢不能。

# 第四节 精神障碍的检查

 **一 临床医学检查**

 **（一）B超**

## 1．目的

B超检查可以清晰地显示所有脏器及其周围各个器官的各种断面图像，由于图像富于实体感，接近人体内部的真实结构，所以可用于早期明确地诊断疾病。

## 2．注意事项

（1）检查肝、脾、肾、腹水前无须准备。

（2）检查胆囊、胰、肾上腺当日早晨空腹，检查前一天吃无油饮食。

（3）检查子宫、附件、前列腺、膀胱前2小时饮水800mL左右，不要排尿。

## （二）心电图

### 1．目的

用于各种心律失常、心室和心房肥大、心肌梗死、心律异常、心肌缺血、电解质紊乱（如血钾不正常）等情况及心衰等病症的检查，也可用于床边 24 小时监视患者的心脏功能。

### 2．注意事项

（1）检查前让患者静卧数分钟，使全身肌肉松弛，以减少因肌肉震颤而引起的干扰。

（2）在描记心电图时最好采取卧位。

（3）如患者因呼吸困难而不能平卧时，可采取半卧位或坐位。

## （三）经颅多普勒超声（TCD）

### 1．目的

TCD 检查主要是通过视觉的波形和听觉的超声信号反馈波来判断人体是否有异常，其能较敏感地反映脑血管的功能状态。

### 2．注意事项

（1）检查前做好患者头部清洁工作。

（2）患者检查时要有工作人员在旁，以避免患者紧张。

（3）如患者有传染病，需配合病房护士做好消毒隔离工作，以免引起交叉感染。

（4）按预约时间准时去检查。

### （四）脑地形图

**1. 目的**

脑地形图检查对大脑机能性损害的范围和程度等的反映均比较理想，可以进行病理性诊断，具有较高的敏感性，能提供较多的信息，优于常规脑电图检查。

目前脑地形图主要用于精神障碍、痴呆、癫痫、脑肿瘤、脑外伤、脑血管病的辅助诊断。

**2. 注意事项**

（1）检查前一天洗头，不要擦油、吹风。

（2）检查宜在饭后进行，不宜空腹。

（3）检查过程中要保持安静，配合检查者的指令要求。

### （五）X 线

**1. 目的**

应用 X 线可穿透一般可见光不能透过的物质的这一特征，在透视荧屏或照片上显示出正常和异常的影像，结合基础医学和临床医学加以分析、归纳，从而做出诊断。

**2. 注意事项**

（1）检查时对非检查部位要予以适当的保护。

（2）照射前除去检查部位的金属物品。

（3）检查时要绝对配合，按要求放好肢体位置后勿自行移动。

（4）胃肠道检查前需禁食 8～12 小时。

# （六）计算机断层扫描术（CT）

## 1. 目的

CT 在对病灶进行立体定位、判断病变病理特征和病因分析方面较为可靠，可使疾病的诊断率大为提高。CT 检查不但能显示病变的部位，而且还能发现仅有密度改变而无占位效应的病变。

## 2. 注意事项

（1）行腹部、盆腔及强化造影检查前需禁食 4～6 小时，因为空腹可以减少食物、气体产生的影像干扰，又可避免口服造影剂时引起呕吐。

（2）检查时不要乱动，与工作人员合作完成检查。

（3）检查前一定要除去扫描部位的金属物，如腰带扣、钥匙、金属纽扣等。

（4）检查中如有不适，或发生异常情况，应立即报告医生。

# （七）磁共振成像（MRI）

## 1. 目的

MRI 可直接做出人体横断面、矢状面、冠状面等任何方向断面的图像，以二维、三维方式显示人体的解剖结构和病变，能更清楚地发现组织深层的病理改变，不仅能定位诊断，而且对定性诊断也有重要的参考价值，从而为临床诊断提供依据。

## 2. 注意事项

（1）装有心脏起搏器、人工心脏金属瓣膜、血管金属夹、眼球内金属异物、体内铁质异物、胰岛素泵、神经刺激器的患者，以及妊娠 3 个月以内的早期妊娠患者，不能做此项检查，以免发生意外。

（2）进入 MRI 机房前，患者必须将佩戴的各种金属物（如钥匙、手表、耳环、戒指、项链、硬币、计算机、手机等）留在室外，必要时更衣入内。

（3）头颅及神经系统的检查无须特殊准备。

（4）完成一次磁共振检查，一般需要 5 分钟至半小时，有的可长达 1 小时。检查过程中，患者会听到机器发出的不断变化的嗡嗡声，此时应尽量静卧，平稳呼吸，身体勿做任何移动，以免影响图像质量。

## 二 临床医学检验

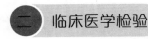 **（一）血常规**

### 1. 目的

血常规是通过观察血液中细胞数量的变化和分布，来帮助诊断与血液相关的疾病，是临床医生诊断疾病常用的辅助检查项目之一。

### 2. 注意事项

（1）抽血前一天不要吃过于油腻的食物和高蛋白食物，且要避免大量饮酒，因为血液中的酒精成分会直接影响检验结果。

（2）检查前一天的晚 8 点以后应禁食 12 小时，以免影响检查结果。

（3）抽血时应放松心情，避免因恐惧造成血管收缩，从而增加抽血的困难。

（4）抽血后，需在针孔处按压 3～5 分钟以止血。需要注意的是，按压时不要揉，以免造成皮下血肿。按压时间应充分，因为每个人的凝血时间不同，有的人需要按压稍长的时间方可凝血，所以如果当皮肤表层看似没有出血时就马上停止压迫，则可能会因未完全止血而造成血液渗至皮下造成青瘀。有出血倾向者，更应延长按压时间。若局部出现瘀血，24 小时后用温热毛巾湿敷，可促进吸收。

（5）抽血后如出现晕针症状，如头晕、眼花、乏力等，应立即平卧，饮少量糖水，待症状缓解后再进行其他检查。

## （二）肝功能检查

### 1. 目的

肝功能检查是诊断肝胆系统疾病的一种辅助手段，如果要对疾病做出正确诊断，还必须结合患者病史、体格检查及影像学检查等，进行全面综合分析。需要指出的是，肝功能检查的项目有很多，但并不是每一个项目都需要做，通常医生会结合患者病史和症状选择一组或其中几项来做。

### 2. 注意事项

（1）检查前不能进食，不能喝水，必须保持空腹，空腹时间一般为 8 ~ 12 小时。

（2）检查前一晚不可饮酒，不能吃辛辣食物，不能吃油腻食物，必须以清淡饮食为主。

（3）检查前一晚不可熬夜，不能服药，否则可能导致转氨酶升高，造成肝功能检查异常。

## （三）肾功能检查

### 1．目的

肾功能检查可用于急慢性肾炎、尿毒症、肾衰竭等疾病的辅助诊断。

### 2．注意事项

做肾功能检查的当天早晨最好空腹，因为吃饭会影响血糖水平。

## （四）生化全套检查

### 1．目的

生化全套检查用于常规体检普查、疾病筛查和确证试验，是对身体进行的一次全面检查和对身体情况的一种了解，有时可以检查出潜伏的疾病，如乙肝病毒携带者就需要定期进行该项检查，特别是肝功能检查，以防止病情突然发作。

### 2．注意事项

生化全套检查抽血前 8 小时禁食、6 小时禁水。

# 第三章

# 精神障碍的治疗方法

# 第一节 药物治疗

精神障碍的药物治疗是指通过应用抗精神病药来改变病态的行为、思维或心境的一种治疗手段。

## 一 常用的抗精神病药

###  （一）抗精神病药的分类

**1. 第一代抗精神病药**

又称神经阻滞剂、传统抗精神病药、典型抗精神障碍药或多巴胺阻滞剂，临床常用的有氯丙嗪、氟哌啶醇等。

**2. 第二代抗精神病药**

又称非传统抗精神病药、非典型抗精神障碍药、新型抗精神障碍药，临床上常用的有氯氮平、利培酮、奥氮平、喹硫平、齐拉西酮、卢拉西酮、阿立哌唑等。

### （二）抗精神病药的作用

（1）有效地控制精神运动性兴奋、幻觉、妄想、敌对情绪、思维障碍和异常的行为等阳性精神症状。

（2）明显改善情感淡漠、社会退缩、言语贫乏等阴性精神症状。

（3）有较强的镇静作用（氯丙嗪、氯氮平明显）。

## （三）抗精神病药的适应证

（1）急、慢性精神分裂症。

（2）难治性精神分裂症（氯氮平效果较好）。

（3）心境障碍的躁狂发作（氟哌啶醇、喹硫平效果较好）。

## （四）抗精神病药的不良反应

### 1. 锥体外系不良反应

包括急性肌张力障碍、静坐不能、帕金森综合征、迟发性运动障碍（TD）等（氯丙嗪、氟哌啶醇多见）。

（1）急性肌张力障碍：是锥体外系不良反应最常见的早期症状，常在首次服药数小时或数天内发生。表现为个体肌群突发的持续痉挛，以眼上翻、面部怪相和扭曲、斜颈、颈后倾、吐舌、张口困难、角弓反张等多见。

（2）静坐不能：多发生在服药后 1～2 周。表现为无法控制的激越不安、不能静坐、反复走动和原地踏步，患者自觉心神不定，又难以描述清楚，常来回走动，一会儿坐下，一会儿又站起，显得烦躁不安。

（3）帕金森综合征：多在服药后 1～2 个月出现，表现为手部的节律性震颤，呈"搓丸样"动作。还可表现为肌张力增高，呈"面具样脸"，走路呈慌张步态，流涎和皮脂溢出，严重者表现为运动不能，主动言语少。

（4）迟发性运动障碍：多于持续用药几年后出现。主要表现为有节律或不规则、不自主的异常运动，以口、唇、面部不自主运动最为突出，称为"口-舌-颊三联征"，一般不可逆。

（5）心血管系统不良反应：如体位性低血压（氯丙嗪多

见）、心电图改变等。

**2．其他不良反应**

（1）自主神经系统的不良反应：口干、视力模糊、排尿困难和便秘等。

（2）代谢、内分泌系统的不良反应：体重增加者多见，月经异常、过敏性皮疹、荨麻疹也多见。

（3）精神方面的不良反应：表现为过度镇静、精神运动性兴奋、意识障碍、紧张综合征等。

（4）心脏相关的不良反应：如心律失常等。

（5）消化系统的不良反应：表现为恶心、呕吐、流口水、肝功能损害、麻痹性肠梗阻等。

（6）泌尿系统的不良反应：表现为尿潴留等。

（7）造血系统的不良反应：如白细胞减少症等（氯氮平多见）。

（8）恶性综合征：是一种少见、严重的不良反应，临床试验特征是意识波动、肌肉强直、高热和自主神经功能不稳定。

（9）癫痫发作：抗精神病药可诱发癫痫发作。

（10）过量中毒：最早表现为激越或意识混浊。

### （五）注意事项

（1）服用抗精神病药容易发生锥体外系不良反应，一旦发生，应及时请示医生给予相应处理。

（2）服用氯丙嗪的患者应注意防止体位性低血压的发生。服药期间要注意"三慢"（起床慢、站立慢、起步慢）。如果觉得眼前发黑，应就近扶住支撑物。

（3）服用氯氮平的患者应注意有无粒细胞减少，定期监测血常规和心电图。

（4）注意饮食清淡，忌辛辣等刺激性食物，多吃蔬菜、水果，适当参加运动，注意保持大小便通畅。

（5）服用喹硫平的患者，宜饭后服用，以减少胃肠道反应。

（6）服药期间要避免进行高空作业等危险工作。

## 二 常用的抗抑郁药

 **（一）传统抗抑郁药**

**1. 三环类抗抑郁药**

丙咪嗪、氯米帕明、阿米替林、多塞平是常用的治疗抑郁发作的药物。

（1）作用：抗抑郁。

（2）适应证：各种抑郁症，主要用于焦虑性或激动性抑郁症。

（3）不良反应：①口干、多汗、便秘、视力模糊。②尿潴留、麻痹性肠梗阻。③心动过速、直立性低血压、心律改变和嗜睡。

（4）注意事项：①肝肾功能严重不全、前列腺增生、心血管疾病患者慎用。②使用期间应监测心电图。③患者有转躁狂倾向时应立即停药。④老年人、孕妇慎用，哺乳期妇女使用期间应停止哺乳。⑤用药期间不宜驾驶车辆、操作机械或高空作业。

**2. 单胺氧化酶抑制剂**

如吗氯贝胺，主要用于新型抗抑郁药、三环类抗抑郁药治疗无效的抑郁症。

### （二）新型抗抑郁药

**1．选择性5－羟色胺（5－HT）再摄取抑制剂**

包括氟西汀、帕罗西汀、舍曲林、氟伏沙明、西酞普兰及艾司西酞普兰等。

（1）作用：抗抑郁。

（2）适应证：抑郁症及其伴发的焦虑，也可用于精神性贪食和强迫症，疗效与三环类抗抑郁药相当，而不良反应显著少于三环类抗抑郁药，患者耐受性好，使用方便、安全。

（3）不良反应：①恶心、呕吐、厌食、便秘、腹泻。②口干、震颤、失眠、焦虑及性功能障碍。③少数情况下能诱发躁狂，偶见皮疹。

（4）注意事项：①有发生躁狂和轻躁狂的可能。②有癫痫史或异常出血史者应慎用。③肝肾功能不全者应从低剂量开始应用。④操作危险机械的患者应避免服用。⑤妊娠和哺乳期的妇女应慎用，儿童不宜用。

**2．5－HT和去甲肾上腺素（NE）再摄取抑制剂**

包括盐酸文拉法辛和盐酸度洛西汀等。

（1）作用：抗抑郁。

（2）适应证：各种类型抑郁症，包括伴有焦虑的抑郁症及广泛性的焦虑症。

（3）不良反应：①恶心、呕吐、厌食、便秘及口干。②失眠、紧张、眩晕、嗜睡、梦境怪异、震颤、易激动。③视觉异常、性功能异常。

（4）注意事项：①有躁狂、惊厥、癫痫史，眼内压升高或急性窄角性青光眼、皮肤和黏膜易出血的患者慎用。②肝肾功能不全者应慎用或减量服用。③应避免驾驶及操作带有危险性的机器。④孕妇和哺乳期妇女不宜使用。

## （三）其他抗抑郁药

### 1．米氮平

（1）作用：抗抑郁。

（2）适应证：抑郁症。

（3）不良反应：食欲和体重增加、嗜睡、镇静、肝酶升高、药疹。

（4）注意事项：最好在晚餐时服用，服药期间禁止饮酒，需复查肝功能。

### 2．马普替林

（1）作用：抗抑郁。

（2）适应证：内源性抑郁症、迟发型抑郁症。

（3）不良反应：轻微头晕、头痛、乏力、嗜睡、口干、过敏、出汗、体重增加。

（4）注意事项：心肌梗死、束支传导阻滞、青光眼、排尿困难者慎用，不可同时服用甲状腺制剂。

### 3．曲唑酮

（1）作用：抗抑郁、抗焦虑。

（2）适应证：各种抑郁症、抑郁伴焦虑、戒断后情绪障碍。

（3）不良反应：嗜睡、疲乏、头晕、头痛、紧张和震颤、视物模糊、口干、便秘。

（4）注意事项：用药期间要小心开车或操作机器，要复查血常规，注意观察是否有白细胞下降。癫痫患者、肝功能不良者慎用。

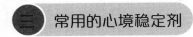

## 三 常用的心境稳定剂

心境稳定剂是治疗躁狂及预防双相障碍时躁狂或抑郁发作，且不会诱发躁狂或抑郁发作的一类药。

### （一）碳酸锂

**1. 作用**

稳定心境。

**2. 适应证**

是躁狂发作、双相障碍目前的首选药物。

**3. 不良反应**

（1）早期不良反应：无力、疲乏、手指震颤、嗜睡、头昏、口干、腹泻、恶心、呕吐、上腹不适等。

（2）后期不良反应：多尿、烦渴、体重增加、甲状腺肿大、黏液性水肿。如果出现粗大震颤，则揭示用药剂量已经接近锂盐中毒水平。

（3）锂中毒先兆：腹泻、恶心、呕吐、粗大震颤、抽动、呆滞、困倦、构音不清、意识障碍等。

（4）锂中毒的表现：共济失调、肢体运动协调障碍、肌肉抽动、语言不清、意识模糊，甚至昏迷、死亡。

**4. 注意事项**

（1）药物的治疗量与中毒量非常接近，所以应用时需检测血药浓度，急性期治疗的最佳血清锂浓度为 0.8 ~ 1.2mmol/L，维持期治疗的最佳血清锂浓度为 0.4 ~ 0.8mmol/L；当血清锂浓度超过 1.4mmol/L 时，容易出现锂盐中毒。因此 1.4mmol/L 应视为血清锂有效浓度的上限。

（2）如体液大量流失（持续呕吐、腹泻、大量出汗）易出现锂中毒，要及时报告医生。

（3）要进食含盐饮食，多饮水，以促进锂的排泄，防止中毒。

（4）长期服用应定期监测肾功能和甲状腺功能。

（5）孕妇及肾功能不全者忌用锂盐，哺乳期的妇女服用锂盐时不宜哺乳。

（6）药物宜在饭后服用，以减轻胃肠道的不适。

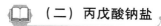 **（二）丙戊酸钠盐**

**1．作用**

稳定心境。

**2．适应证**

（1）癫痫。

（2）躁狂症：用于治疗与双相障碍相关的躁狂发作。

**3．不良反应**

（1）胃肠道反应：恶心、上腹痛、腹泻、便秘。

（2）神经系统反应：共济失调、震颤、头痛。

（3）皮肤与皮下组织反应：暂时性脱发、皮疹。

（4）代谢/营养系统反应：体重增加。

**4．注意事项**

（1）肝损害的患者禁用。

（2）老年患者应减量，加量应缓慢。

（3）怀孕头三个月服用可致畸形。

## （三）卡马西平、奥卡西平

### 1．作用

抗癫痫。

### 2．适应证

（1）癫痫的单纯部分性发作或复杂部分性发作。

（2）三叉神经痛和舌咽神经痛。

（3）双相障碍（躁狂、抑郁）。

（4）中枢性部分性尿崩症，可单用或与氯磺丙脲、氯贝丁酯等合用。

（5）酒精戒断综合征。

### 3．不良反应

常见头晕、共济失调、疲乏、嗜睡、口渴、恶心、呕吐，少见严重腹泻、低钠血症、精神紊乱、神经系统异常及癫痫样发作增多等。

### 4．注意事项

（1）与三环类抗抑郁药有交叉过敏反应。

（2）服药期间需检查全血细胞、尿常规、肝功能。

（3）糖尿病患者应用时可引起尿糖增加。

（4）饭后服用可减少胃肠道反应。

## （四）拉莫三嗪

### 1．作用

抗癫痫、稳定心境。

### 2．适应证

（1）癫痫。

（2）躁狂抑郁症。

**3．不良反应**

恶心、头痛、视力模糊、眩晕、共济失调、皮疹、血管神经性水肿。

**4．注意事项**

（1）服药期间易出现皮疹现象，所以要注意观察，如发现应及时告知医生予以处理。

（2）服药期间禁止从事高空作业。

## 四 常用的抗焦虑药物

### （一）苯二氮䓬类

包括氯硝西泮、地西泮、阿普唑仑、劳拉西泮、奥沙西泮、艾司唑仑等。

**1．作用**

镇静、催眠、抗焦虑、抗惊厥。

**2．适应证**

（1）焦虑障碍。

（2）癫痫。

**3．不良反应**

（1）可见镇静、疲乏、抑郁、头晕、共济失调、言语迟缓、衰弱、记忆力下降、意识障碍、兴奋性高。

（2）严重者可有呼吸系统抑制。

**4．注意事项**

（1）宜短期应用，长期使用可导致生理和心理依赖。

（2）停药时先减量再逐渐停药。

（3）服药期间避免饮酒。

## （二）5-羟色胺受体阻滞剂

包括丁螺环酮和坦度螺酮。

**1. 作用**

稳定情绪、镇静催眠。

**2. 适应证**

焦虑障碍、焦虑状态的短期治疗。

**3. 不良反应**

头晕、头痛、神经质、镇静、兴奋、恶心、静坐不能。

**4. 注意事项**

（1）服药期间要定期检查肝功能与白细胞。

（2）肝肾功能不全者、肺功能不全者慎用。

（3）药物起效慢，需应用4周。

## （三）心得安（普萘洛尔）

**1. 作用**

减缓心率、抗焦虑。

**2. 适应证**

焦虑障碍的各种躯体症状。

**3. 不良反应**

（1）眩晕、神志模糊、精神抑郁、反应迟钝。

（2）头晕、心率过慢。

（3）少见支气管痉挛及呼吸困难、充血性心力衰竭。

**4．注意事项**

（1）首次使用从小剂量开始，逐步增加剂量。

（2）停药时需逐步递减剂量。

（3）服药期间要定期检查血常规、血压、心功能、肝肾功能等。

## （四）佐匹克隆

**1．作用**

镇静催眠、松弛肌肉。

**2．适应证**

各种失眠症。

**3．不良反应**

（1）白天嗜睡、口干、口苦、肌无力、健忘、醉态、头痛、乏力、易怒好斗或精神紊乱。

（2）长期服药后突然停药会出现戒断症状。

**4．注意事项**

（1）呼吸功能不全者禁用。15 岁以下儿童不宜用。严重肝功能不全者应调整剂量。

（2）服药期间应避免饮酒。

# 第二节　精神障碍的物理治疗

物理治疗是治疗精神障碍的主要方法之一。

# 一 改良电抽搐治疗

 **（一）适应证**

（1）较严重的抑郁，有自伤、自杀企图及行为，有明显的自责、自罪。

（2）兴奋躁动、冲动伤人毁物。

（3）拒食、违拗和紧张木僵。

（4）精神药物治疗无效或对药物治疗不能耐受。

 **（二）禁忌证**

一般认为改良电抽搐治疗没有绝对的禁忌证，安全性非常高。最近的统计资料表明，改良电抽搐治疗每次治疗的安全性达到99.99％，极少对患者大脑造成器质性损害。

改良电抽搐治疗的相对禁忌证包括：脑器质性疾病，心血管疾病，骨关节疾病，出血或不稳定的动脉瘤，有视网膜脱落危险的疾病，急性全身感染、发热，严重的呼吸系统疾病。

 **（三）治疗目的**

用于对精神药物治疗无效或对精神药物不能耐受者，以达到快速治疗的目的。

 **（四）注意事项**

治疗前禁饮禁食8小时以上。

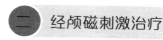

## 二　经颅磁刺激治疗

### （一）适应证

（1）神经内科的帕金森病、癫痫、神经损伤等。

（2）精神科的抑郁、精神分裂症、各种焦虑与失眠等。

（3）康复科的脑卒中后康复、神经精神受损后康复等。

### （二）禁忌证

（1）佩戴心脏起搏器。

（2）严重心脏疾病，严重躯体疾病。

（3）体内有金属植入物。

（4）颅内压增高。

（5）患者为孕妇或儿童。

（6）患者脑内靠近刺激线圈处有金属材料。

（7）有癫痫发作风险的情况，如重度颅脑疾病、颅脑创伤、特发性癫痫、近期服用了三环类抗抑郁药等降低痫性发作阈值的药物。

### （三）治疗目的

通过磁力线对特定皮层区产生感应电流，从而改变脑功能状态。

### （四）注意事项

（1）不擅自调节仪器开关（电信号刺激强度因人而异）。

（2）如有不适反应，及时向医生报告，以便及时处理。

## 三 生物反馈治疗

生物反馈是通过现代生理科学仪器，训练患者学习利用反馈信息，调整自身的心理、生理活动，从而消除病理过程、恢复心身健康的治疗方法。

### （一）适应证

抑郁障碍、焦虑障碍、精神分裂症康复期、创伤后应激障碍、睡眠障碍等。

### （二）禁忌证

患者拒绝训练或完全没有动机要求。

### （三）治疗目的

通过生物反馈治疗仪，按一定要求完成特定的动作程序，让患者学会有意识地控制自己，调节紧张焦虑情绪。

### （四）注意事项

（1）衣着整洁，躺在床上或坐于椅子上。
（2）有特殊自我感觉属于正常反应，不必紧张。
（3）按仪器指令逐步放松肌肉。

## 四 脑反射治疗

### （一）治疗目的

加速神经冲动传递，活跃机体代谢，起到双向调节血压的作用，促进机体的血液循环，加速局部及周身淋巴的循环，提高机体的免疫功能，从而疏散郁积的致痛物质。通过对三叉神经末梢的作用，从而干扰三叉神经－痛觉神经纤维冲动电位的产生和传导，调节三叉神经血管反射的不稳定状态，通过三叉神经脊束核与 $C_{1\sim3}$ 的联系，经三叉神经作用于 $C_{1\sim3}$ 后角以达到治疗神经系统疾病的目的。

### （二）适应证

神经性头痛、三叉神经痛、神经官能症、面神经炎、小儿多动症、抑郁症、强迫症、突发性耳聋、慢性鼻炎、痛经、顽固性失眠、颈椎病性头晕、眩晕、更年期综合征、风湿性疾病、神经性胃炎、免疫力低下、全身疲劳及其他神经系统疾病。

# 第三节　精神障碍的心理治疗

精神障碍的心理治疗是与药物、手术、物理治疗方法同等重要的基本医疗技术。心理治疗的价值得到越来越多的科学研究成果的支持。

**心理治疗的概念**

心理治疗是一种以助人、治病为目的，由专业人员实施的人际互动过程。医生、心理治疗师利用精神医学和心理学的原理，通过谈话、非语言沟通及特意安排的情景，积极影响患者，改变患者的心理体验及行为，以使患者达到减轻痛苦、健全人格、适应社会、治疗疾病、促进康复的目的。

 **心理治疗的适应证**

（1）儿童青少年期情绪和品行障碍。

（2）不同类型的心理问题、精神障碍、身心障碍、情绪障碍等。

总之，进入21世纪以来，心理治疗的用途越来越广泛。在适应证方面，心理治疗已经被提前用于对有精神障碍风险的人群进行"普遍性干预、选择性干预"，而不再是对有明确诊断的患者实施"指征性干预"了。

 **心理治疗的作用**

（1）激发潜能。

（2）将问题现实化。

（3）积极帮助解决问题。

（4）澄清冲突、混乱的认知。

## 四 心理治疗的种类

### （一）按照治疗的对象分类

（1）个别治疗。

（2）夫妻治疗。

（3）家庭治疗。

（4）团体治疗。

### （二）按理论流派分类

国家卫健委选取了 13 种适宜的心理治疗技术推广应用，这些心理治疗技术可分为以下 3 组。

（1）基本心理治疗技术。

（2）专门心理治疗技术。

（3）其他特殊的心理治疗技术。

## 五 心理治疗的流派及技术

（1）精神分析及动力性心理治疗。

（2）行为治疗及认知行为治疗。

（3）人本主义治疗。

（4）家庭治疗与系统式治疗。

（5）支持性心理治疗与关系技巧。

（6）暗示与催眠技术。

（7）其他专门的心理治疗技术：①危机干预。②团体心理治疗。③森田疗法。④道家认知治疗。⑤表达性艺术治疗。

# 第四节  精神障碍的预防

## 一  三级预防模式

预防是成本最低和最有效的保健方法，所以日常生活中做好疾病预防是十分重要的。

### （一）一级预防

即病因预防，是通过消除或减少病因来防止或减少精神障碍的发生，是最积极、最主动的预防措施。

### （二）二级预防

二级预防的重点是早期发现、早期诊断、早期治疗，并争取疾病缓解后有良好的预后，不再复发。

### （三）三级预防

三级预防的重点是防止疾病的复发，做好精神障碍患者的康复训练，最大限度地促进患者的生理、心理、社会和职业功能的恢复，减少功能残疾，阻断疾病的进程，提高患者的生活质量，力争让患者回归社会。

## 二 预防干预的措施

### （一）一般性预防干预

（1）全面开展心理健康促进与教育。

（2）积极推动心理咨询服务。

（3）加强心理健康服务体系建设和规范化管理。

（4）加强重点人群健康服务。

（5）重视特殊人群心理健康服务。

（6）加强遗传咨询，防止近亲结婚，做好优生优育和围生期保健。

（7）促进流行病学调查。

### （二）选择性预防干预

选择性预防干预的对象是具有易患精神障碍危险因素的高危人群，如灾难幸存者，可以对他们进行心理危机干预，以避免或减少应激相关障碍等疾病的发生。

### （三）指征性预防干预

指征性预防干预的对象是具有精神障碍先兆或前驱症状，或具有明显精神障碍素质因素，但尚不符合诊断标准的个体。具体干预措施如下。

（1）向公众广泛宣传精神障碍有关知识，提高人们早期识别精神障碍的能力。同时改变人们对精神障碍患者所持有的偏见，减少或消除精神障碍患者讳疾忌医的心理，让他们及时就医，以便早期干预，把疾病控制在萌芽状态。

（2）指导确认的或可疑的精神障碍患者及时就诊，及时接受合理、系统的药物及心理治疗，争取使疾病得到完全缓解，减少和防止疾病的复发。

（3）在综合医院设立精神科，为公众提供便利的、更易于接受的就诊环境和条件，对各类临床科室医务人员开展精神卫生知识和技能培训，注重提高抑郁、痴呆、焦虑、孤独症等心理行为问题和常见精神障碍的筛查、识别、处置能力，做好联络会诊和专科咨询工作，帮助精神科医生早期发现、早期治疗精神障碍患者。

# 第五节　精神障碍的康复

一　概述

📖　（一）康复的概念

康复是指躯体功能、心理功能、社会功能和职业能力的恢复。

📖　（二）精神康复的概念

精神康复是在合理的药物治疗基础上，运用生物学、心理学、社会学等综合干预手段，尽力改善各种精神心理疾病患者独立生活能力、学习能力、人际交往能力、工作能力等社会功能受损状况，以预防疾病复发、减少精神残疾的发生，从而达到让患者独立生活、自食其力、重返社会、公平就业的目标。

世界卫生组织（WHO）对精神康复的定义：综合地、协调地应用医学的、社会的、教育的、职业的和其他方面的措施，对精神障碍患者进行训练和再训练，以减轻疾病因素所造成的后果，尽量改善其社会功能，使精神障碍患者的能力得到提高，恢复或最大限度地发挥其功能水平，进而获得平等的权利参加社会活动，充分完成与其年龄、性别、社会与文化因素相适应的社会角色，履行其应尽的社会职责。

## （三）精神康复的3个基本原则

（1）功能训练：主要是指训练患者心理活动、语言交流、日常生活、职业活动和社会活动等方面的能力。要求因人而异，循序渐进，持之以恒。

（2）全面康复：是指在躯体上、心理上及社会生活上实现全面的、整体的康复，又称为综合康复。

（3）回归社会：是指使患者成为独立自主和有价值的人，能重新参加社会生活和履行社会职责，并对社会做出应有的贡献。

## （四）精神康复的主要任务

（1）生活技能训练和社会心理功能训练：训练患者生活、学习、工作方面的行为技能，包括独立生活能力、基本工作能力、人际交往技能、解决问题技能及应对应激的技能等，使患者能够重新融入社会，正确认识疾病，并进一步正确认识自己。

（2）药物自我管理能力训练：使患者了解药物预防与治疗

的意义，自觉接受药物治疗。

（3）学习求助医生的技能：使患者在需要的时候能自觉寻求医生的帮助，能向医生正确提出问题和要求，能有效描述自己存在的问题和症状，能在疾病出现复发迹象时及时向医生反映，以得到合理的处理。

**（五）精神康复的目标**

（1）改善功能。

（2）提高生活质量。

（3）提高生活能力。

（4）回归家庭。

（5）融入社会。

**（六）精神康复的程序**

（1）康复对象的选择（功能评估）。

（2）康复环境的选择（资源评估）。

（3）精神康复的准备（康复计划）。

（4）准备情况的评估（康复干预）。

（5）康复诊断。

**二 精神障碍患者的医院康复**

**（一）医院康复的工作内容**

（1）训练患者的心理社会功能，包括生活、学习、工作能力和社交能力等。

（2）实行开放式或半开放式的患者管理模式，尽量为患者提供宽松的生活和人际交往环境。

（3）设立工娱治疗场所，合理安排患者的工娱项目，促进并保持患者的工作状态和健康的心理状态。

（4）提高医务人员素质，建立良好的医患关系，努力培养患者的自主与独立能力。

（5）设立康复科和健身场所，努力减少长期住院患者因为活动减少或长期服药等导致的躯体功能下降和抗病能力下降。

## （二）医院康复训练的措施

（1）生活行为的康复训练：包括生活自理能力、社会交往能力、文体娱乐活动能力训练。

（2）学习行为技能训练：也称"教育疗法"，旨在帮助患者妥善处理和应对各种问题。

（3）就业行为技能训练：又称"工疗"，也就是对精神障碍患者进行就业方面的培训。对精神障碍患者进行全面康复具有重要的意义。

## （三）日间医院

指患者白天在医院接受治疗、进行康复训练，晚上回到家中休息，参与家庭生活。

## 三 精神障碍患者的社区康复

社区康复是指启用和开发社区资源，将患者及其家庭和社区作为一个整体，对疾病进行康复和预防所采取的一切措施。

社区精神康复是社区卫生工作的重点之一，社区要对本社区精神障碍患者提供终生服务，因此社区精神卫生服务要做到个性化、整体化、长期化。

## （一）目的

（1）预防精神障碍的发生。

（2）尽可能减轻精神障碍残疾程度。

（3）提高精神障碍患者的社会适应能力。

（4）恢复精神障碍患者的工作能力。

## （二）工作体系

（1）精神卫生院工作的联席会议。

（2）社区卫生站。

（3）工疗站和福利工场。

（4）精神疾病专科医院。

（5）综合医院精神卫生相关科室。

（6）其他机构：①群众性看护小组。②长期照护所。③中途宿舍。④家庭联谊会与家庭教育机构。

## （三）个案管理

个案管理是指社区中每一个精神障碍患者都由一个个案管理者负责。个案管理者是患者接触的关键人物，相当于患者的经纪人，旨在帮助患者获得各种精神卫生服务并协助患者解决其他问题。个案管理者的职责和作用如下。

（1）提供全面的广泛的精神和心理社会康复服务，促进患者身心的全面完好。

（2）协调各个部门的服务。

（3）协助形成、回顾、总结和督促执行个体化的服务计划（ISP）。

（4）提供预见性的响应性的干预。

（5）保证对患者持续、适当的随访。

（6）使患者与社会再整合。

## 四 常用的康复治疗技术

### （一）职业治疗（OT）

职业治疗是精神康复中相对独立的技术，也可以作为社区康复中个案管理的一个重要组成部分。

**1. 职业治疗的概念**

职业治疗是以患者为中心，通过帮助患者就业来增进患者的幸福感，从而促进患者健康的治疗。

**2. 职业治疗的原则和步骤**

（1）对患者进行个体化评估，制定个人职业治疗目标。

（2）确定个体化的干预措施。

（3）对个体的治疗预后和结局进行评估。

**3. 职业治疗的方法**

（1）评估：评估患者的职业概况、职业表现能力等。

（2）干预过程：制定干预计划，实施干预。

（3）结局：确定干预措施是否达到预期的干预结果，即对服务计划的结局进行评估。

## （二）艺术团体心理治疗

### 1．目的

（1）艺术创作即是治疗过程，可以缓解情绪上的冲突，并有助于自我认识和自我人格的完善。

（2）通过艺术作品的表达，达到个人与环境的统一。

### 2．注意事项

（1）在治疗师的点评和指导下按时完成作业。

（2）接受治疗师的点评和指导。

（3）积极参与治疗过程。

## （三）认知治疗

### 1．目的

改善患者广泛存在的多个方面的认知功能缺陷，如认知灵活性、注意力、工作记忆、执行功能、社会知觉等的缺陷，以增进患者的认知活动水平，改善患者的社会功能，提高患者的生活质量。

### 2．适应证

（1）精神障碍导致的各种类型的认知障碍，如注意、言语、情绪管理和记忆障碍等。常见疾病有精神分裂症、伴有认知损害的抑郁症、多动与注意障碍、注意障碍、学习障碍、精神发育迟滞、儿童孤独症等。

（2）脑器质性损伤（卒中、外伤、肿瘤、手术、感染等）造成的认知损害。

（3）老年人的轻度认知障碍（MCI）。老年人定期进行认知治疗，可以延缓大脑的衰老和退化，治疗轻度认知障碍。

（4）患者至少可坚持做完 1 个疗程（3 个月）的治疗。

**3．注意事项**

（1）认真听取治疗师的讲解和建议。

（2）接受治疗师的点评和指导。

（3）积极参与、配合治疗过程。

## （四）音乐治疗

**1．目的**

利用音乐对人体心理、生理功能的影响，缓解某些精神和情绪上的失调，调整心态，改善精神生活。

**2．注意事项**

（1）衣着整洁，遵守规章制度。

（2）静心聆听，体验音乐内涵。

（3）随音乐调节情绪，放松身心。

（4）不合作的患者不适合进行音乐治疗。

## （五）作业治疗

**1．目的**

利用各种材料、工具及器械，进行有目的的生产和作业，以恢复心理功能。

**2．注意事项**

（1）在治疗师的指导下，认真完成作业。

（2）积极主动参与，病友间互相帮助。

（3）严格遵守治疗要求，作业物品勿随意毁坏。

## （六）改良森田疗法

### 1. 目的

以"顺应自然""为所当为"为基本法则，着眼于降低疑病素质，打破精神交互作用，逐步达到社会康复。

### 2. 注意事项

（1）在治疗师的指导下，认真完成作业。

（2）接受治疗师的点评和指导。

（3）积极参与治疗过程。

## 五 家属学校康复模式

## （一）背景

患者住院时会接受系统的康复训练，因此一旦出院，家属往往认为治疗已经结束。与此同时，由于缺少专业指导，很多患者出院后会出现社会功能退缩，长期难以自理，给家庭带来沉重的负担。

随着对精神障碍治疗观念的转变，现在的治疗模式更加强调患者生活质量和社会职业功能的康复，而生活质量和社会职业功能的康复离不开家庭这个环境。目前，由于社区预防保健不能落实，因此精神障碍的社区康复体系远远不能满足精神障碍患者康复的需求，家属对出院在家的精神障碍患者进行康复训练和指导势在必行，而仅仅让患者消除精神症状是不够的。研究表明，一个家庭中有一个成员掌握一定的精神卫生知识，对整个家族的身心健康都有很好的帮助。

## （二）家属学校康复模式的目的和意义

建立家属学校康复模式，让精神分裂症患者家属系统地、有针对性地接受精神卫生知识、家庭康复训练知识、家庭护理知识等的规范化培训，使其对患者实施家庭式和社会化、个体化、针对性的康复指导，对降低精神障碍患者的复发风险，减少住院次数，减轻经济负担，增加患者最终获得康复的概率，减轻残留症状，提高生活质量，让患者真正回归社会，正常生活，并对探索出一套完善的精神障碍患者院外康复新模式，落实国家精神卫生政策，减少精神残疾具有十分深远的社会意义！

## （三）家属学校康复模式的实施方法

建立家属学校康复模式，即在精神病专科医院设立家属学校，选择长期照顾患者的家属（或其他长期照顾者）作为培训对象，让培训对象在患者出院期间完成家属学校设置的系统培训课程。患者出院后，由经家属学校规范培训和指导的家属负责对在家庭中康复的患者以督促为核心，着重指导，以改变和提高患者的生活能力为目标，以预防复发和降低住院率为重点，对患者进行家庭化、个体化、针对性和长期性的日常生活、职业技能、社会技能的协助和训练指导，从而提高精神障碍患者的院外康复效果。

# 第四章
# 精神障碍患者家属的日常应对技能

　　患者出院回家，正是康复的开始，家属的督促、指导贯穿于患者的整个家庭康复过程。作为监护人的家属，要与患者朝夕相处，因此必须掌握一些应对技能。

# 第一节　求医技能

 做一个聪明的就诊者

（1）提前准备好患者的病历资料，包括既往看病的病历、检查报告等，如果没有资料，要带上患者服药的药瓶。

（2）把患者的病情发展经过简要回忆一遍，如起病的时间、发病时的情况、就诊经过、服药情况、治疗效果等，以便于医生了解病情、做出诊断。

（3）了解要去就诊的医院的情况，如有哪些专家、哪个医生擅长哪个专科等，可以通过各种渠道了解一下。

（4）有心仪的专家最好能提前预约。

（5）首次就诊者，为了明确诊断、合理用药，医生往往会叫患者做些检查，所以要备好检查费用。

（6）就诊时要详细完整地告知医生病情，不要隐瞒，最好是医生问什么答什么，不要谈论与看病无关的话题。

（7）尊重医生的专业，不擅作主张，如不遵守医嘱、自行增减药量、乱要求开药或做检查等。

（8）把检查结果记录保存好。

（9）结束看病前，不明白的地方要及时问医生，如：为什么要吃这种药？这种药是治什么的？怎样才能知道药有没有效、有没有副作用？有没有其他可行的治疗方法？药要吃多久？需要不断追踪治疗效果吗？

**首次就诊时精神科医生最想知道的内容**

（1）发病的具体时间，当时的具体情况，如行为方面、言语方面、社会交往方面、生活习惯方面等的异常。

（2）是否看过病或住过院，在什么地方看的，哪个医生看的，服了什么药，服了多久，效果如何，能否工作等。

（3）发病前受过什么刺激，发病前得过什么病。

（4）平时性格如何，有无不良生活习惯和嗜好。

（5）家中有无类似的患者。

（6）有没有伤人行为或自杀行为。

（7）原有工作现在是否能胜任。

（8）说话有无夸张，或者是否会说自己无用，是否有不想活的想法等。

 **复诊时精神科医生最想了解的内容**

（1）出院后或第一次服药后，近期是否还有精神症状。

（2）服药期间有什么不良反应（如口水多、肢体僵硬等）。

（3）睡眠、吃饭、大小便情况如何。

（4）是否能按时吃药。

（5）是否能参加劳动或做家务。

四 **患者复诊时应注意的几个问题**

（1）复诊前先与医生预约，首次就诊或出院时记住医生的电话，随时与医生沟通，这样医生对病情就比较了解，复诊时就不需要重复问患者以前的病情，从而可以缩短就诊时间。

（2）复诊时患者最好能亲自到场。

（3）要如实告知患者近期的情况，如：是否能坚持服药，服药的剂量、次数，服药后有无不良反应，睡眠如何，工作、学习、生活情况怎样，原来发病时的症状是否还存在等。

（4）言语应简洁，最好医生问什么就答什么，不要烦琐。

（5）有什么问题可以直接和医生说，比方说家庭经济情况，因为精神疾病大部分是慢性的，需要长期服药，所以要根据家庭的实际情况选择药物。

（6）不要随便拒绝医生的建议，有时医生会根据病情建议患者做必要的辅助检查，这可能是为了及早发现药物所引起的不良反应。

（7）记住医生的建议，如服药时间、饮食宜忌、生活方式、家庭康复计划等，必要时可用笔记一下。

（8）尊重、理解医生。有时患者多，医生一下子忙不过来，可能会有照顾不到患者及家属的时候，家属也不要过多地责怪，确实有问题要问的，可以过会儿再问。

（9）目前国家给精神障碍患者的优惠政策越来越多，比如特殊门诊的开办、精神残疾证的办理、低保政策的制定等，家属在就诊时可以问一下医生。

（10）复诊应提前安排，不要等药吃完了再急着找医生。

## 五　患者住院时家属应如何与医生沟通

（1）患者住院时，病区的接诊医生会介绍患者住院期间的治疗计划、治疗方式、注意事项等，并要家属签字，家属要认真听，并要按规定履行签字手续。

（2）住院时病区护士会给家属一张"入院须知"，家属要认真阅读，按要求去执行。

（3）家属送患者住院时，要主动索取主管医生的电话和科室的电话，便于与医生联系。但与医生电话联系时，不要在医生忙时打电话，一般医生在上午10点前是比较忙的，这时候最好不要打电话。

（4）患者入院的第一个星期情绪波动会比较大，病情也不稳定，所以这时候大部分医生会建议家属一周内不要探访患者。

（5）患者住院期间，家属要保持电话通畅，以便于医生有特殊情况时能及时与家属沟通。

（6）家属到医院探访患者时，最好按照科室规定的时间探访，且不要带危险物品给患者。

 **六 要复印病历怎么办**

复印病历的程序如下：带上患者的身份证和代办人的身份证→到病案室→工作人员核实有效证件→查实病历是否存在→代办人填写病历复印申请表→复印病历→交复印病历的费用。

 **七 怎样办理特殊门诊申请**

超过3个月尚未康复的患者可以申请办理特殊门诊医疗证，程序如下：到当地医保部门领"特殊（定）病种门诊申请表"→到病案室申请复印病历→拿申请表和病历给医生，由医生填写好特殊门诊申请表的相关内容，并开具疾病诊断证明书→医教科盖章→按当地要求备齐资料，与病历、诊断证明书整理成册→拿回当地医保部门。

注意：要交两张大一寸相片，申请表上的联系电话一定要写清楚，并且是要正在正常使用的电话，以免影响接收批复后"特殊门诊医疗证"的领取通知。

## 八　怎样办理精神残疾证明

发病超过一年尚未康复的患者可以申请办理精神残疾证明，程序如下：到当地残联领取残疾人鉴定申请表→到医院病案室申请复印病历→拿申请表和复印的病历到专科医院请专家评定残疾等级→送回当地残联批复。

## 九　怎样申请精神残疾药物补助金

程序如下：到医院公共卫生科领取申请表（要有残疾证、低保证或贫困证明）→按表内要求逐级到村/居委会、乡/镇/街道办、县/市/区有关部门盖章→到医院公共卫生科领取正式补助手册（注意时限性）。

## 十　住院或门诊资料姓名写错了怎么办

因各种原因在住院时患者姓名与身份证不符时，需要更改姓名，程序如下：到当地村（居）委会开具证明→到当地派出所盖章→到医院医教科（已经出院后的患者）或所在科室（在院患者、门诊患者）填写患者更改姓名申请表→所在科室签署意见→医教科签署意见→病案室复印病历（出院患者）或送住院收款处（在院或门诊患者）。

# 十一 关注患者早期精神障碍的表现

早期精神障碍是许多精神障碍早期阶段的总称，是一个临床综合征。一般来讲早期精神障碍的病程可以分为三个时期，即前驱期、急性期（出现明显的精神病性症状）、康复期。这段病程为3～5年。以精神分裂症为例，国外学者的研究表明，患者从初次出现明显的行为改变到第一次出现精神病性症状平均时间为两年，从出现精神病性症状到第一次治疗平均时间为两年半。

 **（一）一般表现**

许多研究表明，精神障碍在发作之前多会出现一些前驱症状。这些症状往往模糊多变、难以捉摸，对诊断没有特异性。早期精神障碍的一般症状如下。

（1）性格行为变化：变得沉默少语，对亲人冷淡、不关心，缺乏亲切感；对学习、工作不热心，主动性下降，甚至无故旷工、逃课；显得比以前孤僻，喜欢独处，不愿与朋友、同事交往，社交活动减少；个人生活变得随便，不注意自己的仪表，不爱整洁，生活懒散。

（2）情绪变化：变得易发脾气，易与亲人、朋友、同事顶撞；无故出现烦躁、心绪不宁、坐立不安；无缘无故地感到紧张，担心害怕，惶恐不安，好像有什么重要的事件即将发生，神秘莫测；情绪不稳，易伤感，易哭泣，或无故愤怒；情绪低落，悲观失望，无故愁眉不展、郁郁寡欢等。

（3）认知变化：记忆力下降，注意力难以集中，工作、学习效率下降；头脑里出现奇怪的想法，出现异乎寻常的信念，感到思维飞奔或者迟滞等。

（4）感知变化：感到自己体形、外貌发生某种变化并因此不安；敏感多疑，警觉性增高，会无端猜疑，觉得外界人、物的变化有不寻常的含义，对此感到十分费解。

（5）躯体方面变化：睡眠出现障碍，难入睡、浅睡易醒、多梦、早醒或睡眠规律日夜颠倒。出现各种躯体不适，头痛，感到无精打采、食欲不振等。

尽管患者为上述某些症状所苦恼，但是他们很少对他人谈到这些症状，也不会主动寻求帮助。这些症状也不一定会发展成为精神障碍的警告症状，它们可以产生于其他疾病，或是对生活事件的暂时应激反应。但是，患者有这些症状时家属需要特别关注，密切监护，应定期去找心理医生或精神科医生咨询。

### （二）特殊症状

相对于一般症状而言，特殊症状对诊断精神障碍具有重要的价值。精神障碍的特殊症状有许多种，下面只介绍几种常见的、人们容易观察了解的症状。

（1）精神病性症状：是精神障碍发作的重要表现。包括：①幻觉，一种虚幻的感知觉，即事实上不存在的东西或刺激，患者却感知到了，而其他在场的人是感知不到的，如"看见"死去的人或鬼魂，"闻到"异味，"听到"声音等。②妄想，是一种病态的信念，是在病理基础上产生的对外界事物的歪曲推理和判断。如患者无故坚信某人或某个团体在利用某种手段陷害他

（她），引起其身体不舒适，目的是要置其于死地，这就是被害妄想。妄想有许多种，按内容分，常见的有关系妄想、被害妄想、夸大妄想、嫉妒妄想、自罪妄想等。③攻击和暴力行为，这是经常发生在患者家庭中的病理现象。攻击和暴力可能是在幻觉、妄想支配下发生的，或是在精神运动兴奋状态中发生的，也可能是情绪极度不稳、容易激惹造成的。

（2）阴性症状：缺乏主动性，思维贫乏，兴致缺乏，社会退缩等。这是早期或慢性期最常见的症状。

（3）情绪抑郁或高涨：患者情绪抑郁时会感到心境低落，高兴不起来，悲观失望或绝望，可伴有早醒、疲劳感、食量减退、体重减轻等；情绪高涨时心境愉快，兴奋，话多，爱管闲事或脾气大、易激惹等。

（4）焦虑：是一种紧张不安、恐惧的情绪体验，常伴有心慌、气短、出汗及坐立不安等自主神经系统症状。患者在发病早期、急性期均可产生焦虑情绪。

（5）自知力丧失：自知力是指患者对疾病及症状有自知之明，愿意求医求治。如一个患肺炎的患者，因高热、咳嗽、胸痛而主动去看病，就是有自知力的表现。而精神障碍患者在其急性发作阶段往往丧失自知力，表现为不承认有病、拒绝看病服药。

## 十二　精神障碍早期治疗的重要性及延迟治疗的后果

 **（一）早期治疗的重要性**

"有病早治"是疾病治疗的一条重要原则，"久病难医"也是一个普通常识。老年慢性支气管炎是个典型例子，这种病是由急性支气管炎治疗不及时或不彻底而演变来的，如果此时再不抓紧治疗，让病情长期反复发作，可并发肺气肿，最终发展成肺心病，变得越来越难治。

（1）从理论上看，早期治疗精神障碍可能中断患者脑内的病理过程，阻断疾病进展。尽管目前科学家还未完全弄清精神分裂症等重性精神障碍的确切病因，但是发现精神障碍发作是人脑中病理过程的反映。早期治疗可能中断此病理过程，保护脑细胞免受病理过程的进一步损害，为脑的正常功能的恢复创造条件。若不及时治疗，让病情自然发展，脑内病理过程会持续不断地损害脑细胞，不断削弱脑功能，甚至导致难治性的不可逆的脑损害。有些家属以为抗精神病药是"安眠药"，担心"安眠药"会对大脑有影响，会损害大脑，会"成瘾"。其实抗精神病药不是安眠药，其与安眠药是两类不同的药物，安眠药是治不好精神病的。抗精神病药既不会损害大脑，也不会成瘾，相反它却能中断脑内的病理过程，起到保护脑细胞的作用。

（2）从临床上看，早期治疗确实对患者有好处。过去几十年以来，国内外医学家们对精神障碍的早期治疗进行了大量的研究，结果发现，患者发病后治疗越早，预后越好。早期治疗不仅可以消除患者发作时的精神症状，控制病情发展，取得好的近期疗效，而且可改善远期结局；反之，首次发病后延误治疗的时间越长，治疗效果越差，病情越容易慢性化而越来越难治。以精神分裂症为例，大多数患者在首次发病后 5～10 年会走向精神衰退，如果让病情自然发展，长期不治疗，可导致持久的精神残疾。

可想而知，若在病后早期阶段不及时治疗，就会错过最佳的治疗时机，给患者带来难以挽回的损失。

## （二）精神障碍早期治疗延迟的后果

国外学者认为，若没有对精神障碍患者提供及时有效的治疗，可能会造成中期和长期的严重后果。有一部分原因是由于患者初次发病多数是在青少年期，极易影响患者的性格、自我意识、社会教育及就业前途。缺乏治疗或治疗不当，可能会导致患者发展至严重或慢性精神病状态，而及时治疗可以避免该不良后果。国外学者将治疗延误的后果归纳如下。

（1）恢复慢或恢复不完全，甚至出现难治性精神障碍。

（2）预后较差。

（3）抑郁和自杀的发生率增加。

（4）心理发育和社会发育受干扰。

（5）家庭心理问题和痛苦增加。

（6）导致各种关系的破裂，失去家庭和社会的支持。

（7）亲情关系中断。

（8）学习、就业中断。

（9）物质滥用。

（10）出现违法行为。

（11）增加不必要的住院。

（12）治疗费用增加。

正确对待与处理早期精神障碍

早期精神障碍的处理流程（指引）如下。

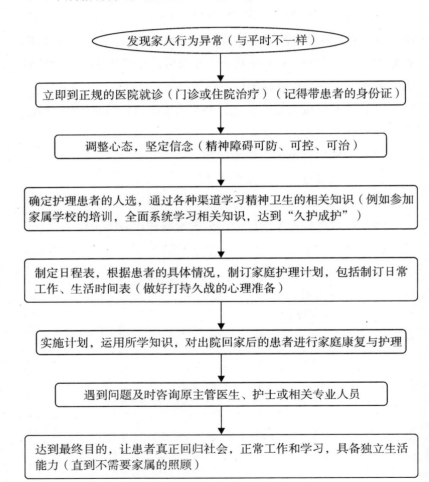

发现家人行为异常（与平时不一样）

立即到正规的医院就诊（门诊或住院治疗）（记得带患者的身份证）

调整心态，坚定信念（精神障碍可防、可控、可治）

确定护理患者的人选，通过各种渠道学习精神卫生的相关知识（例如参加家属学校的培训，全面系统学习相关知识，达到"久护成护"）

制定日程表，根据患者的具体情况，制订家庭护理计划，包括制订日常工作、生活时间表（做好打持久战的心理准备）

实施计划，运用所学知识，对出院回家后的患者进行家庭康复与护理

遇到问题及时咨询原主管医生、护士或相关专业人员

达到最终目的，让患者真正回归社会，正常工作和学习，具备独立生活能力（直到不需要家属的照顾）

## 十四 精神障碍的复发

精神障碍患者临床治愈出院后，病情是会复发的，有研究显示：精神分裂症患者恢复期治疗痊愈出院后如果停药，1 年内有54％的患者会复发，2 年内有75％的患者会复发，3 年内有77％的患者会复发，5 年内有88％的患者会复发。坚持维持治疗的患者仅有17％会复发。

每个患者的情况不一样，因此目前医学界不能很准确地估计每个患者复发的概率，及早发现复发前的先兆症状，尽早做出适当的处理，可以降低复发的机会。

### （一）复发的概念

精神障碍经积极治疗，若症状缓解或消失后重新出现，则无论其是否有所加重，均可认为是病情的复发。复发次数越多，预后越差，因此尽量避免复发非常重要。

### （二）预防复发的策略

**1. 认识复发的先兆症状**

每个患者的复发迹象不同，如能够尽早察觉，便能及早处理，防止复发。复发迹象可有下列数种。

（1）思想、感觉方面：难以集中精神，满怀心事，情绪低落，脾气暴躁，紧张不安，有自毁意念，多疑，感觉自己被留意或监视，幻听重现，对声音敏感。

（2）行为方面：经常失眠，食量减少或增加，滥用酒精或毒品，出现奇怪行为、重复行为，说话混乱、自言自语，社交退缩，对周围事物失去兴趣，不顾仪容，个人行为及生活习惯改变。

当家属发现上述迹象时，可鼓励患者开放地说出来，与患者一同及早寻求医生帮助，以防止情况恶化。

**2. 找出与复发有关的事件**

复发一般有具体诱因，患者可先找出一些可能引致复发的相关事件，预先想办法提高自己应付困难的能力。与复发相关的事件主要有以下几种。

（1）睡眠不足。

（2）学习遇到困难。

（3）工作量大增。

（4）人际关系有冲突。

（5）面临挑战。

（6）喝酒或滥用药物。

（7）不按处方服药。

（8）受到打击。

（9）发生不如意的事。

以上只是一部分相关的事件。每个患者的经历和面对事件的反应不一样，应该以正面的想法来面对情况，使病情保持稳定。

**3. 应对方法**

找出关联事件后，患者可以想一些办法来预防复发，例如：①培养依时服药的习惯。②建立健康生活模式，处理好压力的源头等。

家属亦可参与其中，一同计划，并在有需要时从旁支持和协助患者。有些时候，患者以为病征减退后，可以自行停止用药，但这样会增加复发的风险。服药和复诊不表示患者还未康复。就算是病征已消除，医生也会按不同患者的需要，建议患者服药一段时间以预防复发。

### 4. 加强与患者的沟通

预防复发的重点是加强和患者的沟通，如果患者出现了一些不良的行为和情绪，那并不是患者有意所为，因此家人应少一点批评，多一点尊重、认同、理解和信任，给予适当的体谅、鼓励和支持，避免定下过高的目标和期望，这样才能有效减少复发的机会。

# 第二节　日常生活的护理技能

 患者家属的任务

（1）在患者出院时向患者的主管医生、护士了解患者在住院期间的康复情况。

（2）根据患者发病前的学习、工作和生活情况制订日常生活、工作时间表，以规划好患者在家的学习、工作和生活。

（3）密切观察和记录病情，及时与医务人员保持联系。

（4）督促患者按时按量服药，对依从性较差的患者，要说服和劝导他维持用药，并注意他是否按照医嘱定期就诊取药。

（5）帮助患者提高自己解决问题的能力。

（6）帮助患者解决具体困难，照料患者的衣着、饮食起居等。

（7）观察患者是否有病情波动的苗子，防止自伤、伤人或肇事肇祸等意外的发生；当患者出现肇事肇祸行为时，应对其采取强制性保护措施。

（8）向社区各级人士呼吁、宣传有关精神障碍知识和国家政策，以改变社会对精神障碍患者的不正确观点及态度。

（9）为专业医务人员提供患者详细的病情动态及近期出现的复发征兆。

（10）在患者的发病期，及时陪同患者前往医院诊治，并承担相应的医疗、生活费用。

（11）负责患者的人身及财产安全，包括各种经济收支活动。

 制订日常生活、工作时间表

根据患者的具体情况制订日常生活、工作时间表，以下安排可供参考。

（1）7：00 起床，洗漱完毕，饮一杯温开水。

（2）7：30 吃早餐。

（3）8：00—11：30 开始上午的学习或工作，进行康复训练或家务劳动。上午人脑最清醒犀利，应该用来做最有难度的事，比如攻克工作中的难题、给复杂的报告列提纲等。在这个过程中每隔 1 个小时就起来走动走动，例如做下眼保健操、饮水或者吃些水果等。

（4）12：00 吃中午饭，中午应该补充足够的蛋白质，豆类食品是最佳选择，不要吃得太油腻。

（5）午饭后抓紧时间睡一觉。

（6）14：00 准时起床。

（7）14：30—17：30 进行下午的学习或工作或康复训练。

（8）18：00—19：00 吃晚饭，学习或工作或康复训练结束之后稍微吃点东西，晚饭不要吃太多。

（9）晚饭后稍微歇一会儿再开始运动，先散步再慢跑是非常健康的运动方式。运动之后可以看看电视，或打开阅读计划中的书放松阅读。花 10 分钟总结一下当天的工作，如今天收获了哪些好创意，积累了哪些经验，学习了什么新工具，验证了什么想法……

（10）21：00—22：00 洗漱、洗衣等。

（11）23：00 之前结束一天的活动，上床睡觉。

## 三 居家康复的注意事项

（1）按时按量遵医嘱坚持服药，定期门诊复查。

（2）保持稳定的情绪和良好的心情，参加适宜的文娱活动。

（3）保证充足的睡眠和休息时间，避免过于劳累。

（4）适量进食营养成分合理的饮食物，戒烟、戒酒。

（5）如有情绪波动、病情不稳、药物反应等不适，应及时到门诊就诊。

## 四 一般日常生活护理

### （一）个人卫生护理

家属应督促、协助患者料理好个人卫生，如照顾患者晨起、晚间的洗漱，定时理发，根据情况及时更衣，女性生理周期的卫生等家属都应细心做好。

## （二）饮食方面的护理

精神障碍患者的饮食与正常人基本没有差别，可像普通人一样根据个人的具体情况，适当调整一下就可以了。精神障碍患者在饮食方面主要应注意以下事项。

（1）做到生活有规律，定时进食，保持每天进食适量蔬菜和水果。

（2）老年人或吞咽困难者要注意预防窒息，肉食等要切成小块，并要煮得烂些；吃馒头时要慢慢吃，忌大口嚼食；鱼类应去骨。家属应注意患者进食过程中的安全。

## （三）睡眠方面的护理

（1）为患者创造一个良好的睡眠环境。

（2）合理安排患者的休息时间。

（3）嘱咐患者晚上睡前不要喝浓茶、咖啡等饮料。

（4）若患者入睡困难，嘱其做些松弛运动，思想上尽量放松，家属也可在其太阳穴两侧轻轻地按摩，或放些轻音乐。

## （四）排泄护理

督促患者规范、规律大小便，告知患者如3天以上无大便要及时报告。

## （一）患有精神障碍要终身服药吗

精神障碍（例如精神分裂症、双相障碍等）和某些一般性专科疾病（例如高血压病、糖尿病、心脏病等）都需要持续的药物治疗。经过一段时间的治疗后，医生会评估患者的进展，有需要时会调整药物剂量或转换药物，甚至考虑停止药物治疗，目的是控制症状和减少药物的副作用。服药剂量和服药时间是因人而异的，每个患者的康复时间是不一样的，切忌与他人比较，最重要的是观察和了解服药对疾病的效果。另外，定时服药只是康复的因素之一，其他重要因素如康复训练可以帮助患者康复。

（1）维持用药的时间。要根据不同病种、病情来确定用药时间。一般来说，首次住院、痊愈出院的患者需维持用药 2～3 年。反复发作、疗效不佳的患者维持用药时间需更长，部分患者需终身服药。

（2）维持用药的剂量。一般剂量为有效治疗量的 $1/4～1/2$，此剂量可以早晚两次分服或遵医嘱服用。以用最小的维持量达到满意的疗效为原则。

## （二）患者服药期间出现副作用怎么办

### 1. 轻微的副作用

患者和家属都要认识药物的副作用及其处理方法，如服药后仅有嗜睡、动作稍呆板、便秘、流涎、肥胖等较轻微的副作用，则不需治疗处理。

（1）体重增加：加强锻炼，注意饮食。

（2）容易疲劳：白天注意休息，合理调整药物。

（3）便秘：多吃粗纤维食物，如新鲜蔬菜、水果、豆类、粗粮、马铃薯等。

（4）偶尔头晕、体位性低血压：从坐卧位变为直立位时，一定要缓慢。

（5）胃部不适：可进食含碱食物。

（6）出现口干、流口水：多喝水，随身携带手帕。

**2．较严重的副作用**

如患者出现头颈歪斜、坐立不安、四肢颤抖等较重的副作用，必须在医生的指导下调整或减少服药剂量，经用药治疗很快会好转。

**3．注意事项**

按医嘱服药，不能随意增减或不规则服药，突然停药可以出现药物戒断反应，而停药后突然服药又会出现较大的副作用。有的患者由原来的愿意服药转变为拒服药，提示病情可能有反复，需及时到门诊检查治疗。

### （三）怎样与不肯服药的患者沟通

患者不肯服药时，建议用以下语言。

（1）你能告诉我停止服药的原因吗？

（2）你吃药的时候有什么感受？

（3）服药对你来说意味着什么？

（4）就服药问题你有什么期望？有没有什么事情可以改变你不想继续服药的想法？发生什么样的改变能让你愿意继续服药？

# 第三节 相处技能

 **如何与精神分裂症患者相处**

精神分裂症的临床表现在前期主要有幻听、妄想、做事没条理、颠三倒四等。随着病情的加重，患者会逐渐与亲人疏远，独处发呆，不修边幅，穿着很脏却认为很干净。还会出现头痛、失眠、多梦易醒、做事丢三落四、注意力不集中、遗精、月经紊乱、倦怠乏力等。虽有诸多不适，但患者无痛苦体验，不主动就医。严重者会无故发笑、紧张、焦虑、害怕、形同蜡塑、伤人毁物，甚至杀人或自杀，因此要想与精神分裂症患者好好相处，需要很多技巧。

（1）讲话要缓慢、平和，内容要简明。如果要向他提问题，或吩咐他做事，每次只能说一件事。一下子说好几件事，会使他无所适从。

（2）讲话的态度要专注而亲切，即使看到他注意力分散，也不要忽视他。

（3）经常用语言和行动来表现你对他的关怀和挚爱，有时谈谈对童年生活的回忆，或许可以创造一个比较愉快的氛围。

（4）不论他在生活和工作中取得了多么微小的进步，都应加以鼓励，并借此重建患者的自尊和自信，尽量避免抱怨和责备。

（5）对于患者明显脱离现实的想法，不要试图去说服他，更不要同他争辩或嘲笑他，这样做不仅于事无补，反而会招致麻烦。

（6）培养患者更多的兴趣爱好，适当地为患者提供社交的机会，并鼓励他表达自己的喜怒哀乐。

（7）在与患者充分协商的基础上，为患者制订一个生活日程表。精神分裂症是一种长期的慢性疾病，家属需要逐步适应自己的新角色，做好打"持久战"的心理准备。

（8）家属应将居室中危险的物品如刀、剪、绳之类妥善保管，以避免意外事件发生。

## 二 如何觉察家人的心理异常

 **（一）学习成绩或工作效率无原因地急剧下降**

如学习成绩急剧下降，学习兴趣减退，不能按时完成作业，害怕上学和考试；工作一向认真的人突然不能完成工作任务，工作拖拉或抱抵触情绪，无故不去上班。

**（二）生活习惯和生活规律突然改变**

如睡眠不好，失眠、早醒，常常深夜做一些完全可以在白天做的事情。也有恰恰相反者，整日卧床，无精打采，活动减少。饮食上无规律，有时数餐不吃，有时又暴饮暴食，甚至不加选择地乱吃。在人际交往上和过去的习惯完全不同，前后判若两人，如孤僻独处或过度兴奋。其他方面如业余时间的安排及个人嗜好等方面也可显示出突然的变化。

## （三）个性发生明显的改变

如原来活泼开朗的人变得沉默寡言，原来彬彬有礼的人变得粗野，原来言词坦然的人变得疑虑重重等。又可表现为原来性格上的某些缺点如孤僻、多疑、胆小害羞、性情暴躁或多愁善感等更加严重突出。

## （四）其他改变

说话缺乏条理性，言行错误，或做出别人都认为是不应该做的事情。

## 三 怎样观察患者的病情

（1）观察患者的自知力是否动摇或缺乏。

（2）观察患者的睡眠习惯是否正常。

（3）观察患者的生活能力、工作能力、学习能力是否正常。

（4）观察患者有没有出现精神症状。

（5）观察患者有没有出现药物副作用的症状。

## 四 怎样和患者说话

和患者说话的基本要素：关心、关注、温柔、支持、鼓励、尊重、诚实。可从闲话家常开始，找出他平时喜欢的话题。开始时可以聊聊一般的东西，如电视节目、体育赛事、时事新闻、天气，闲谈患者生活中各个方面的事，要把患者同常人一样看待，和他们一起正常交流。还可以选择一些患者熟识的话题。以下表达可供参考。

📖 **（一）关于患者自己**

（1）某某，因为你出院回家了，我真的很想了解你更多，所以请你告诉我一些关于你住院期间的事情。

（2）你回到家里最想做的是什么事？

（3）你认为什么词最能描述你？

📖 **（二）关于患者最重要的人**

（1）这是很难应付的疾病，你觉得我们家里谁可以帮到你？

（2）很高兴今天你和我讲话，你最喜欢跟谁说话呢？

📖 **（三）关于患者平日的生活**

（1）你对你的工作/学习的角色感觉怎么样？

（2）你在工作/学习中最出色的部分是什么？

（3）你是否有一份/一件你一直想做的工作/事情？

**五 怎样对患者进行心理疏导**

（1）尊重患者的人格，要关心、照顾他，不能讨厌、嫌弃他。

（2）要经常与患者谈心，建立一个良好的交流环境。

（3）要教会患者自我解脱，正确地处理负面情绪，建立正确积极的思想和态度。

（4）要鼓励或寻找机会让患者多参与社会活动。

**患者固执己见时怎么办**

（1）不要争议。

（2）不要附和。

（3）不表态，坚持中立并列举事实提出疑问。

（4）安排紧凑的生活，以防患者过度沉溺于某种执念。

 **与精神障碍患者的沟通技巧**

（1）让患者主动表达。在整个交谈过程中，尽量鼓励患者自行选择话题来谈，倾听且引导患者诉说，切勿打扰，以增强患者的自尊、自我价值感。

（2）尽量少用说理的方式。说理的方式会阻碍患者的表达，应尽量鼓励患者说出自己的感觉与想法，尊重并接受患者的感受，照护人员可由此获得更多的资料。

（3）尽量采用开放式的问句，以收集更翔实、更深入的资料。谈话中给予适时的反馈，以激发、引导患者更多地表达。

（4）谈话内容的焦点最好集中于情绪上。

（5）用旁敲侧击或间接的方式来讨论患者的问题。

（6）规划好时间，勿拖延。

（7）谈话时的语气应尽量保证有再谈的机会。

（8）与患者的谈话所采用的方式越正式效果越佳。

（9）维护患者的隐私权。

## 八　怎么与思维障碍/妄想的患者对话

建议使用以下语言。

（1）你有这样的感觉，我知道是因为你很担心……

（2）听了你的解释，我知道你的想法是…

当患者谈论的内容脱离现实或存在许多非常奇怪的东西，根本听不明白时，家属可真诚地说："对不起，我实在不太明白，请你再多说一次。"

如果患者重复后还听不明白，家属可总结以前和患者谈话的经验，这样说："我想你是说，即使电视机关上，你都觉得有人说你……"

如果需要的话，可建议患者把所讲的事写下来，这样可令患者更明白自己想和别人沟通的事。或用不置可否的句子来响应："我没有你这样的想法。"

## 九　怎么与悲伤/不安的患者交谈

建议使用以下语言。

（1）这些事对你来说实在是很不幸，难怪你讲述这些事时会那么痛苦。

（2）现在你觉得有什么可以帮到你呢？

## 十 如何对患者表达赞赏及关心

### （一）表达赞赏

适当地表达赞赏不但能帮助患者形成恰当的生活习惯，更能建立患者的自信，并改善家庭关系。家属可考虑用一些较能清晰地表达赞许的词汇，如赞许患者关心别人、守信用、尊重别人、专心、有责任感、勤奋、有条理、有毅力等等。技巧如下。

（1）细心观察，即时回应：家属长期与患者相处，可能未必会留意到他的优点或有改善的地方。而当家属细心观察，并发现患者出现值得赞赏的行为时，可立刻表达赞赏。

（2）具体赞赏，解释原因：家属需解释清楚患者做了什么值得赞赏的事及为何这是值得赞赏的，并具体地表达出来。

（3）表达感受：赞赏之后家属可表达自己当时的感受，例如说："你今天煮的饭和做的菜很好吃。"

### （二）表达关心

（1）简单地描述患者的情况，其实也是表达关心的一种方式。例如："工作了一整天，你好像有点累。"

（2）家属也要注意，表达关心的同时也要给予患者空间，让患者自己选择做或不做某些事情，否则关心很容易变成控制。例如冷空气来了，家属无须多番要求患者多穿一件衣服，可把他的外套放在椅子上，给他空间让他自己选择，同时也能表现出对患者的关怀。

**（三）寻找话题**

有些时候，家属可能感到难以与患者沟通，或感到与患者没什么话题，此时，可尝试以下的方法。

（1）简洁描述：不一定要问患者问题，让患者给予回应。有时可考虑简单描述患者的情况，例如："你的样子好像很累似的。"这样也可打开话题。如家属真的希望以问题来打开话题，也可考虑以开放式问题来引导患者回应。

（2）自我透露：家属也可分享自己的感觉或想法，以打开话题。若能找到一些共同话题（例如电视剧、新闻、流行资讯等），会比说一些自己的事（例如自己工作的事）更容易打开话题。

## 十一 如何对患者表达斥责

适当的斥责能培养患者体恤的心，也能使患者更懂得自我克制。斥责时家属需保持简洁、严肃，同时应尊重患者，确保自己是对事不对人。当家属表达斥责时，可考虑使用以下的技巧。

（1）说出犯错行为：说出具体的犯错行为能让患者清楚地知道哪些行为是需避免的。

（2）解释行为有错的原因：家属需解释为何患者的行为是不合适的。

（3）表达感受：这点对很多家属来说是有点困难的，因此家属要在斥责时弄清自己的感受。

（4）表现出信任和支持：这样更能鼓励患者改善。

（5）说出合理的期望：使患者认清方向。

例如，患者深夜回家，家属可以这样说："你这么晚才回来，可能会遇到危险，这使我很担心，希望你体谅。我相信你能够让我放心一点。如下一次你要迟点回家，可否先打电话告诉我？"

又如因为患者的事，家属怒火难以控制时可以这样说："我很愤怒，需要暂时离开冷静一下，我希望一会儿回来后可心平气和地和你处理这件事。"

 **十二 与患者讨论病情是否会刺激到他**

家属的支持对患者的康复是非常重要的。每位患者都希望获得家属的鼓励和支持，故家属的态度和表达方式会给他带来影响。家属可选择合适的时间，如在他精神状况较佳时（或出院时）跟他商讨病情或康复计划，家属应多听，多鼓励，多说表达关心的话，例如："见到你这么不开心，我可以帮你做些什么呢？不如我们一齐去找人帮忙？"和他一同解决问题，一同寻求专业协助。

 **十三 精神分裂症患者能结婚和生育吗**

 **（一）婚姻**

精神分裂症患者在婚姻问题上与普通公民一样享有同等权利和义务。但以下情况不提倡结婚。

（1）患者在急性发病期不宜结婚，因为此时患者很难履行家庭成员的义务，并且精神分裂症患者明显丧失了正常人的行为和自控能力。因此民间所谓的用"冲喜"来治疗精神障碍的做法不宜提倡。

（2）反复发作，病情控制差的重性、慢性退缩的精神分裂症患者不宜结婚，因为此类患者不能建立和维持正常夫妻的家庭生活。

## （二）生育

（1）精神疾病有一定的遗传危险性，因此不提倡生育，尤其是高发家系的患者（遗传度为60%～80%）。根据研究，家庭中有人发生精神疾病，则其亲属的患病率如下：①同卵双生子46%。②同胞/异卵双生子12%～15%。③双亲40%。④父亲/母亲12%～15%。⑤（外）祖父/（外）祖母6%。⑥无亲属患病0.5%～1%。

（2）长期、大剂量服用抗精神病药可能对胎儿的发育有不利影响，不符合优生优育的原则，因此一般不提倡生育。

（3）关于精神障碍患者离婚后的子女抚养问题，原则上仍是双方抚养。对于精神障碍患者领养子女的问题，需要慎重，除了经济承受能力、病情控制情况外，还应考虑今后子女成长、培养、教育环境等多方面因素。

# 第四节　生活技能的康复训练

 一 日常生活自理能力训练

📖 **（一）自我照料**

具体包括进食活动、洗脸、刷牙、剃须、化妆、梳头、如厕、洗澡、更衣、基本的起居移位等。训练频率如下。

（1）洗脸、洗脚、刷牙、整理床铺，2 次/天。

（2）洗澡，1 次/天。

（3）扫地、拖地、轻微家庭劳动，1 次/天。

（4）剪指（趾）甲，1 次/周。

（5）理发、剃胡须、洗头，1 次/周。

（6）散步、看电视、听音乐，1 次/天。

（7）文体活动，如下象棋、打扑克、打羽毛球及健身等，1~2 次/天。

📖 **（二）家务活动**

家务活动比较多，大致可以划分为以下两类。

（1）轻巧的家务劳动：包括烹调、洗碗与收纳方面的活动，如烹饪的准备、烹饪后的清洁打扫、杂物的整理、家庭财政的处理、理财行为等。

（2）辛苦的家务劳动：包括大扫除活动、清洁家具、洗衣、熨衣、晾晒等，也包括照顾子女类的活动，如哺乳、换尿布、照看幼儿、辅导类活动，以及照顾老人及患病者、照顾宠物等。

 **（三）患者不愿洗澡怎么办**

对个人卫生、日常自理或身边的事情（包括日常生活习惯）缺乏兴趣，也是精神障碍患者的病情表现之一，家属可运用家庭为本、个人化和个人责任等理念来处理。家属的支持和关爱对患者来说是很重要的，他内心一定感受得到家属的爱护。可能他对洗澡、换衣服等生活习惯有独特的信念或见解，家属可以一方面表示尊重其个人需要或自主自决，另一方面与他订立双方的底线和目标，因为在照护计划中，在他行使自决权利的同时，也有责任照顾好自己，促进自己的身心健康。

## 二 生活行为技能训练

家属可协同患者制订自我照顾计划，培养患者有规律的生活习惯，克服生活懒散。可根据具体情况给患者安排一些有益于身心健康的活动，如家务劳动、听音乐、体育活动，以增强生活兴趣，提高生活能力。对于生活自理能力极差的患者，在训练的同时，还要加强饮食、个人卫生等方面的照护，以预防并发症。

**1. 购物技能**

例如购买食品、衣料、生活用品等。

**2. 使用通信工具**

例如打电话与亲人、同学、朋友联系或上网购物等。

**3. 使用交通工具技能**

例如坐公共汽车往返学校或工作地点等。

**4．娱乐技能**

（1）主动式休闲：有太极、气功、茶道等养生活动，也包括体操、球类、跑步、游泳、游戏等运动，也可以进行逛街、散步、钓鱼、下棋、打麻将等放松活动。

（2）被动式休闲：有看电视、听广播、读书、看报刊等，也可以是听音乐、看录像及影碟等欣赏活动。

**5．访友技能**

如与家人、朋友、亲属等的交际活动，包括约会、闲聊、打电话、聚会等。

**6．学习活动**

学习活动可以分成校内活动和校外活动。

（1）校内活动有上课、礼仪活动、打扫卫生、开运动会及其他学校活动。

（2）校外活动包括完成家庭作业、在家中自学或温习、去补习班补习等。

**7．艺术活动**

包括弹琴、拉小提琴、玩其他的音乐、画画及摄影等。

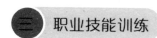

三　职业技能训练

家庭首先应确认患者的个体能力、技巧和兴趣，针对其个体需要给予训练和有效指导。无论是家务劳动还是工作都必须循序渐进、量力而行，逐步增加劳动的强度和工作的复杂性，使患者尽可能地恢复病前的职业技能，培养他们的兴趣，提高他们的专长，培训他们的新技能，以适应工作的需要。工作可以分为受薪工作和无受薪工作。

（1）受薪工作：是人为了生活的需要而进行的、目的在于获得经济收入的工作，如全日制及部分时间制的工作、业余打工等。

（2）无受薪工作：一般是人在福利机构内做志愿者的工作，例如当义工，或参加社会活动，包括小区集会、宗教活动、婚礼、丧礼、公益活动等。

## 四　服药管理训练

### （一）定义

服药管理是指一整套鼓励精神障碍患者自行管理精神科药物的计划，这套计划可淡化精神科医生和护士服药管理的主导角色，将服药管理的责任下放给患者，以提升患者的自主性，培养患者良好的服药习惯，使之能够在日后重返社会过上正常的生活。

### （二）适用人群/疾病阶段

适用于 15 岁以上的各类精神障碍患者，经过治疗病情相对稳定，愿意参与小组活动，无酗酒、吸毒、滥用药物或嗜赌等习惯，且处于以下阶段：①门诊治疗或出院阶段。②住院期间准备出院阶段，以期患者在更充裕的时间下，慢慢养成自主服药的习惯。

### （三）总体目标

纠正患者对精神障碍及长期服药的错误观念，从而建立正确的疾病认识和服药态度，养成良好的自觉服药、按时复诊和管理药物的习惯。

 **（四）服药管理训练的组成**

**1．培训患者建立正确的疾病认识和服药态度**

（1）精神障碍患者与很多长期慢性疾病患者（如糖尿病、哮喘、高血压病等患者）一样，都需要长期服药，长期服药并不是什么大不了的事情。

（2）服用精神科药物，或多或少会有副作用。其实只要经过一段时间，大多患者可以适应药物的副作用。如果持续受副作用影响，正确的做法是要求医生调整药物，而不是自行减药或停药。

（3）自行减药或停药随时会引起复发。不少患者有此经验，并因此而反复住院接受治疗，浪费了个人在康复进程上的努力，可谓得不偿失。

**2．培训患者养成良好的服药习惯**

可通过一个正常化及家居化的环境让患者学习自行保管药物，借此提升患者的自主性和参与性，从而养成自行按时服药、定期复诊的习惯，掌握计算药物数量的方法。

**3．服药训练的方法**

（1）服药依从性：家属可利用所学知识，向患者讲解所患疾病的名称、表现、治疗方法、药物的副反应、疾病复发的情况等，使患者增加对疾病和治疗的认识及不服药的后果，使患者逐渐接受药物及其副作用，从而提高服药的依从性。

（2）服药习惯训练：家属可利用所学知识，对患者进行服药知识宣教，使患者认识到服药的重要性并树立正确的服药观念，进行服药的三级训练。

第一级：药物由家属保管，家属协助患者从药瓶中正确取药，让患者在家属面前将药服下，如此反复，直到患者能分辨自己所服药物并正确配药为止。

第二级：家属教会患者自行保管药物，并放在固定地方，让患者每次自己取药，服用后将药瓶放回原处，在此过程中家属进行检查，确保患者服药的剂量准确无误。如家属连续3次清点后，患者均服用正确，则患者即可进入三级管理的行列。

第三级：药物由患者保管一周，患者可自定便于自己的服药时间，并于指定时间前后15分钟内服药，患者须时刻记住把药物放回原处。若家属发现该患者将药物随处摆放或丢弃药物等，则马上收回，并降回第一级。在此期间，家属隔天清点一次药物，发现问题及时指出、及时整改，患者做得好则及时给予表扬。

## 五　预防复发的医嘱

### （一）对患者

（1）精神障碍需要进行早期、系统、彻底的治疗。希望您能正确对待自己的疾病，克服性格方面的弱点，保持客观积极的态度，树立战胜疾病的信心。

（2）希望您积极配合治疗，遵医嘱按时按量服药，不随意减药、加药或停药。

（3）希望您能养成好的生活作息规律，注意劳逸结合，保证充足睡眠，避免过量饮酒、喝浓茶或咖啡等。

（4）我们为您提供良好的治疗环境和康复措施，希望您积极参加各种工娱治疗活动，多与他人接触，尽早恢复独立生活能力和社会功能。

（5）希望您以积极的态度应对现实环境，妥善处理生活、工作、婚姻等方面的问题，顺其自然，为自己制订的生活或工作目标应适当。

### （二）对家属

（1）出院后，希望您定期带患者到专科医院复诊。

（2）保管好药物，督促患者遵医嘱按时按量服用。

（3）如果您发现患者出现了疾病复发的早期迹象，如失眠、易激惹（易发火）或精神症状再次出现等，应及时带患者到专科医院就诊。

# 第五节　患者出现紧急情况时的应对技能

患者在症状的支配下会出现自杀、自伤或者伤人的行为，这些都属于紧急情况，不及时处理会有严重后果。

 一　如何预防紧急情况

（1）保存好应急电话号码及联系对象名单，以便随手可用。

（2）保管好家中一切可能的危险物品。

（3）请患者尊重或信任的人出面安抚患者。

（4）必要时送患者到专业机构治疗。

**患者在出现紧急情况前可有什么表现**

（1）不遵医嘱服药。

（2）比平时烦躁、焦虑、好发脾气。

（3）出现头昏、头痛、注意力不集中的情况。

（4）睡眠习惯改变。

（5）精神紧张、不安。

（6）变得孤僻，不愿与人来往，独处一室。

（7）敏感多疑，或重提过去病中说过的事情。如：①自语、自笑或出现短暂的幻觉。②不承认有病，不愿坚持门诊随访和服药。

 **当患者兴奋、烦躁时怎么办**

（1）以笔谈替代语言沟通。

（2）耐心等待回答，切忌急躁和嘲笑。

（3）引导患者做平日较喜欢的活动。

（4）保持环境安静，减少外部刺激，以免患者暴怒冲动。

**患者出现攻击行为时怎么办**

（1）了解原因，尝试解除原因。

（2）不要争辩。

（3）控制好自己的情绪。

（4）减少其他使人分心的事情。

（5）最大限度地对患者表示理解以取得其信任。

（6）如已发生伤人毁物事件，应立即报警。

（7）如患者手持棍棒或利器，应设法取下。

##  五 怎么处理自杀倾向严重的患者

（1）掌管患者的药物。

（2）收走利器或可能威胁患者生命的物品。

（3）避免患者独处。

（4）尽可能地做患者的思想工作。

（5）必要时护送去专业机构治疗。

## 六 患者出现噎食怎么急救

噎食是患者在进食过程中，由于各种原因导致吞咽反射迟钝，食物堵塞在咽喉部或卡在食管的狭窄处，甚至误入气管导致通气障碍、窒息。当患者发生噎食时，可表现为突然中止进食、口中塞满食物、面色及四肢发绀、呼吸停止、抽搐、意识丧失。如果不能及时恢复呼吸道的通畅，则患者可因窒息而死亡。面对噎食的患者要立即采取紧急措施，迅速恢复气道通畅。具体措施如下。

步骤一：发现患者噎食，立即打急救电话呼救。

步骤二：立即掏出堵塞在患者口腔及咽喉部的食物，如无缓解则立即行腹部冲击法（海氏急救法、海姆利希手法）。一名家属站在患者身后，让患者背靠在自己的胸前，家属双手从患者背后环抱患者，一手握拳，拳眼顶在患者的剑突下；另一手的手掌按压在拳头上，连续、快速地向内、向上反复推压冲击，利用胸腔气流的压力将阻塞在咽喉和气管内的食物冲击出来。

（1）立位腹部冲击法：家属站在患者身后→右手握住左拳→向后上方冲击→挤压 5 ~ 6 次→拍背，适用于意识尚清楚的患者。

（2）卧位腹部冲击法：患者仰卧→家属左手压在右手上→向上、向下冲击压迫→冲击 5 ~ 6 次→查口腔，适用于昏迷的患者。

（3）胸部冲击法：患者坐位或站位→家属右手握住左拳向后上方冲击、挤压→压迫患者胸骨 6 ~ 8 次，适用于肥胖者及孕妇。

如果患者出现呼吸心搏骤停，应立即进行徒手心肺复苏术。

步骤三：抢救人员到达后，积极配合医护人员就地抢救或送医院进一步治疗。

## 七　徒手心肺复苏术

（1）抢救者站立或跪在患者的一侧（一般是右侧）。

（2）摇拍患者的肩部呼唤患者。

（3）如无反应，就地呼叫别人来协助。

（4）耳贴患者鼻孔看是否有气流感，同时双眼注视患者胸部，看是否有起伏，摸颈动脉看能否触到搏动（颈动脉的位置：甲状软骨水平，胸锁乳突肌内缘）。

（5）解开患者衣扣，暴露患者胸部，摆好体位。

（6）用一只手放在患者的额上向后压，另一只手放在患者颈后将颈部抬高，使头后仰，以保持呼吸道通畅。如口腔中有分泌物可用手指清出，如有假牙则取出。

（7）将患者去枕置于仰卧位。

（8）进行胸外按压：①按压部位，胸骨下 1/2 段，剑突上方 2 横指处或两乳头连线中点。②按压方式，双手掌根重叠，双臂垂直按压胸骨。③按压深度，至少 5 厘米，保证每次按压后胸部回弹。④按压频率，至少 100 次/分，连续 30 次。

（9）打开气道：①检查口腔有无分泌物、假牙。②用按额提颌法，使头部后仰 90 度。③如疑有颈椎损伤，则用双下颌上提法开放气道。

（10）口对口人工呼吸：以左手拇指、食指紧捏患者鼻孔，右手抬起患者下颌，拇指压下下唇，使之张口，深吸气后用双唇包绕、密封患者口周，均匀用力吹气（或密闭口腔向鼻吹气），见胸廓上升，松开口鼻，让其自动呼气，连续 2 次。胸外按压次数与吹气次数的比例为 30：2。

## 八  如何对自缢患者进行现场抢救

如发现患者自缢，不要离开现场，一边呼救一边抓紧时间进行现场抢救。可立即将患者身体向上举，解除颈部受压迫状态。若患者在低处勒缢，应立即剪断绳索，脱开缢套。将患者就地平卧，保持呼吸道通畅，观察生命体征，必要时做不间断的人工呼吸和胸外心脏按压，直至患者复苏或专业人员到达现场，并配合专业人员进行抢救。

# 参考文献

郝伟，陆林，2018. 精神病学［M］. 8 版. 北京：人民卫生出版社.

江开达，马弘，2010. 中国精神疾病防治指南：实用版［M］. 北京：北京大学医学出版社.

于欣，2011. 精神科住院医师培训手册：理念与思路［M］. 北京：北京大学医学出版社.

赵振环，邓河晃，郑洪波，2008. 精神科临床技能操作手册［M］. 广州：暨南大学出版社.

彭刚艺，刘雪琴，2013. 临床护理技术规范（基础篇）［M］. 2 版. 广州：广东科技出版社.

关艳华，林建葵，2012. 精神科护理指引［M］. 西安：世界图书出版西安有限公司.

沈渔邨，2009. 精神障碍学［M］. 5 版. 北京：人民卫生出版社.

曹允芳，刘峰，逯传芳，2011. 临床护理实践指南［M］. 北京：军事医学科学出版社.

赵靖平，施慎逊，2015. 中国精神分裂症防治指南［M］. 2 版. 北京：中华医学电子音像出版社.

曹新妹，2013. 实用精神科护理［M］. 2 版. 上海：上海科学技术出版社.

关艳华，夏志春，林建葵，2016. 精神科常用护理技能规范培训手册［M］．北京：人民卫生出版社．

钟国坚，黄文华，高建箱，等，2017．精神疾病专科医院家属学
校康复模式探析［J］．现代医院，17（2）：204．

姚树桥，杨艳杰，潘芳，等，2020．医学心理学［M］．北京：
人民卫生出版社．

# 附录 中华人民共和国精神卫生法

（2012 年 10 月 26 日第十一届全国人民代表大会常务委员会第二十九次会议通过，2018 年 4 月 27 日修正。）

## 第一章 总 则

**第一条** 为了发展精神卫生事业，规范精神卫生服务，维护精神障碍患者的合法权益，制定本法。

**第二条** 在中华人民共和国境内开展维护和增进公民心理健康、预防和治疗精神障碍、促进精神障碍患者康复的活动，适用本法。

**第三条** 精神卫生工作实行预防为主的方针，坚持预防、治疗和康复相结合的原则。

**第四条** 精神障碍患者的人格尊严、人身和财产安全不受侵犯。

精神障碍患者的教育、劳动、医疗以及从国家和社会获得物质帮助等方面的合法权益受法律保护。

有关单位和个人应当对精神障碍患者的姓名、肖像、住址、工作单位、病历资料以及其他可能推断出其身份的信息予以保密；但是，依法履行职责需要公开的除外。

**第五条** 全社会应当尊重、理解、关爱精神障碍患者。

任何组织或者个人不得歧视、侮辱、虐待精神障碍患者，不得非法限制精神障碍患者的人身自由。

新闻报道和文学艺术作品等不得含有歧视、侮辱精神障碍患者的内容。

**第六条** 精神卫生工作实行政府组织领导、部门各负其责、家庭和单位尽力尽责、全社会共同参与的综合管理机制。

**第七条** 县级以上人民政府领导精神卫生工作，将其纳入国民经济和社会发展规划，建设和完善精神障碍的预防、治疗和康复服务体系，建立健全精神卫生工作协调机制和工作责任制，对有关部门承担的精神卫生工作进行考核、监督。

乡镇人民政府和街道办事处根据本地区的实际情况，组织开展预防精神障碍发生、促进精神障碍患者康复等工作。

**第八条** 国务院卫生行政部门主管全国的精神卫生工作。县级以上地方人民政府卫生行政部门主管本行政区域的精神卫生工作。

县级以上人民政府司法行政、民政、公安、教育、医疗保障等部门在各自职责范围内负责有关的精神卫生工作。

**第九条** 精神障碍患者的监护人应当履行监护职责，维护精神障碍患者的合法权益。

禁止对精神障碍患者实施家庭暴力，禁止遗弃精神障碍患者。

**第十条** 中国残疾人联合会及其地方组织依照法律、法规或者接受政府委托，动员社会力量，开展精神卫生工作。

村民委员会、居民委员会依照本法的规定开展精神卫生工作，并对所在地人民政府开展的精神卫生工作予以协助。

国家鼓励和支持工会、共产主义青年团、妇女联合会、红十字会、科学技术协会等团体依法开展精神卫生工作。

**第十一条** 国家鼓励和支持开展精神卫生专门人才的培养，

维护精神卫生工作人员的合法权益，加强精神卫生专业队伍建设。

国家鼓励和支持开展精神卫生科学技术研究，发展现代医学、我国传统医学、心理学，提高精神障碍预防、诊断、治疗、康复的科学技术水平。

国家鼓励和支持开展精神卫生领域的国际交流与合作。

第十二条　各级人民政府和县级以上人民政府有关部门应当采取措施，鼓励和支持组织、个人提供精神卫生志愿服务，捐助精神卫生事业，兴建精神卫生公益设施。

对在精神卫生工作中作出突出贡献的组织、个人，按照国家有关规定给予表彰、奖励。

## 第二章　心理健康促进和精神障碍预防

第十三条　各级人民政府和县级以上人民政府有关部门应当采取措施，加强心理健康促进和精神障碍预防工作，提高公众心理健康水平。

第十四条　各级人民政府和县级以上人民政府有关部门制定的突发事件应急预案，应当包括心理援助的内容。发生突发事件，履行统一领导职责或者组织处置突发事件的人民政府应当根据突发事件的具体情况，按照应急预案的规定，组织开展心理援助工作。

第十五条　用人单位应当创造有益于职工身心健康的工作环境，关注职工的心理健康；对处于职业发展特定时期或者在特殊岗位工作的职工，应当有针对性地开展心理健康教育。

第十六条　各级各类学校应当对学生进行精神卫生知识教

育；配备或者聘请心理健康教育教师、辅导人员，并可以设立心理健康辅导室，对学生进行心理健康教育。学前教育机构应当对幼儿开展符合其特点的心理健康教育。

发生自然灾害、意外伤害、公共安全事件等可能影响学生心理健康的事件，学校应当及时组织专业人员对学生进行心理援助。

教师应当学习和了解相关的精神卫生知识，关注学生心理健康状况，正确引导、激励学生。地方各级人民政府教育行政部门和学校应当重视教师心理健康。

学校和教师应当与学生父母或者其他监护人、近亲属沟通学生心理健康情况。

**第十七条** 医务人员开展疾病诊疗服务，应当按照诊断标准和治疗规范的要求，对就诊者进行心理健康指导；发现就诊者可能患有精神障碍的，应当建议其到符合本法规定的医疗机构就诊。

**第十八条** 监狱、看守所、拘留所、强制隔离戒毒所等场所，应当对服刑人员，被依法拘留、逮捕、强制隔离戒毒的人员等，开展精神卫生知识宣传，关注其心理健康状况，必要时提供心理咨询和心理辅导。

**第十九条** 县级以上地方人民政府人力资源社会保障、教育、卫生、司法行政、公安等部门应当在各自职责范围内分别对本法第十五条至第十八条规定的单位履行精神障碍预防义务的情况进行督促和指导。

**第二十条** 村民委员会、居民委员会应当协助所在地人民政府及其有关部门开展社区心理健康指导、精神卫生知识宣传教育活动，创建有益于居民身心健康的社区环境。

乡镇卫生院或者社区卫生服务机构应当为村民委员会、居民委员会开展社区心理健康指导、精神卫生知识宣传教育活动提供技术指导。

**第二十一条** 家庭成员之间应当相互关爱，创造良好、和睦的家庭环境，提高精神障碍预防意识；发现家庭成员可能患有精神障碍的，应当帮助其及时就诊，照顾其生活，做好看护管理。

**第二十二条** 国家鼓励和支持新闻媒体、社会组织开展精神卫生的公益性宣传，普及精神卫生知识，引导公众关注心理健康，预防精神障碍的发生。

**第二十三条** 心理咨询人员应当提高业务素质，遵守执业规范，为社会公众提供专业化的心理咨询服务。

心理咨询人员不得从事心理治疗或者精神障碍的诊断、治疗。

心理咨询人员发现接受咨询的人员可能患有精神障碍的，应当建议其到符合本法规定的医疗机构就诊。

心理咨询人员应当尊重接受咨询人员的隐私，并为其保守秘密。

**第二十四条** 国务院卫生行政部门建立精神卫生监测网络，实行严重精神障碍发病报告制度，组织开展精神障碍发生状况、发展趋势等的监测和专题调查工作。精神卫生监测和严重精神障碍发病报告管理办法，由国务院卫生行政部门制定。

国务院卫生行政部门应当会同有关部门、组织，建立精神卫生工作信息共享机制，实现信息互联互通、交流共享。

## 第三章  精神障碍的诊断和治疗

**第二十五条**  开展精神障碍诊断、治疗活动，应当具备下列条件，并依照医疗机构的管理规定办理有关手续：

（一）有与从事的精神障碍诊断、治疗相适应的精神科执业医师、护士；

（二）有满足开展精神障碍诊断、治疗需要的设施和设备；

（三）有完善的精神障碍诊断、治疗管理制度和质量监控制度。

从事精神障碍诊断、治疗的专科医疗机构还应当配备从事心理治疗的人员。

**第二十六条**  精神障碍的诊断、治疗，应当遵循维护患者合法权益、尊重患者人格尊严的原则，保障患者在现有条件下获得良好的精神卫生服务。

精神障碍分类、诊断标准和治疗规范，由国务院卫生行政部门组织制定。

**第二十七条**  精神障碍的诊断应当以精神健康状况为依据。

除法律另有规定外，不得违背本人意志进行确定其是否患有精神障碍的医学检查。

**第二十八条**  除个人自行到医疗机构进行精神障碍诊断外，疑似精神障碍患者的近亲属可以将其送往医疗机构进行精神障碍诊断。对查找不到近亲属的流浪乞讨疑似精神障碍患者，由当地民政等有关部门按照职责分工，帮助送往医疗机构进行精神障碍诊断。

疑似精神障碍患者发生伤害自身、危害他人安全的行为，或者有伤害自身、危害他人安全的危险的，其近亲属、所在单位、当地公安机关应当立即采取措施予以制止，并将其送往医疗机构进行精神障碍诊断。

医疗机构接到送诊的疑似精神障碍患者，不得拒绝为其作出诊断。

**第二十九条** 精神障碍的诊断应当由精神科执业医师作出。

医疗机构接到依照本法第二十八条第二款规定送诊的疑似精神障碍患者，应当将其留院，立即指派精神科执业医师进行诊断，并及时出具诊断结论。

**第三十条** 精神障碍的住院治疗实行自愿原则。

诊断结论、病情评估表明，就诊者为严重精神障碍患者并有下列情形之一的，应当对其实施住院治疗：

（一）已经发生伤害自身的行为，或者有伤害自身的危险的；

（二）已经发生危害他人安全的行为，或者有危害他人安全的危险的。

**第三十一条** 精神障碍患者有本法第三十条第二款第一项情形的，经其监护人同意，医疗机构应当对患者实施住院治疗；监护人不同意的，医疗机构不得对患者实施住院治疗。监护人应当对在家居住的患者做好看护管理。

**第三十二条** 精神障碍患者有本法第三十条第二款第二项情形，患者或者其监护人对需要住院治疗的诊断结论有异议，不同意对患者实施住院治疗的，可以要求再次诊断和鉴定。

依照前款规定要求再次诊断的，应当自收到诊断结论之日起三日内向原医疗机构或者其他具有合法资质的医疗机构提出。承担再次诊断的医疗机构应当在接到再次诊断要求后指派二名初次诊断医师以外的精神科执业医师进行再次诊断，并及时出具再次诊断结论。承担再次诊断的执业医师应当到收治患者的医疗机构面见、询问患者，该医疗机构应当予以配合。

对再次诊断结论有异议的，可以自主委托依法取得执业资质的鉴定机构进行精神障碍医学鉴定；医疗机构应当公示经公告的鉴定机构名单和联系方式。接受委托的鉴定机构应当指定本机构具有该鉴定事项执业资格的二名以上鉴定人共同进行鉴定，并及时出具鉴定报告。

**第三十三条** 鉴定人应当到收治精神障碍患者的医疗机构面见、询问患者，该医疗机构应当予以配合。

鉴定人本人或者其近亲属与鉴定事项有利害关系，可能影响其独立、客观、公正进行鉴定的，应当回避。

**第三十四条** 鉴定机构、鉴定人应当遵守有关法律、法规、规章的规定，尊重科学，恪守职业道德，按照精神障碍鉴定的实施程序、技术方法和操作规范，依法独立进行鉴定，出具客观、公正的鉴定报告。

鉴定人应当对鉴定过程进行实时记录并签名。记录的内容应当真实、客观、准确、完整，记录的文本或者声像载体应当妥善保存。

**第三十五条** 再次诊断结论或者鉴定报告表明，不能确定就诊者为严重精神障碍患者，或者患者不需要住院治疗的，医疗机构不得对其实施住院治疗。

再次诊断结论或者鉴定报告表明，精神障碍患者有本法第三十条第二款第二项情形的，其监护人应当同意对患者实施住院治疗。监护人阻碍实施住院治疗或者患者擅自脱离住院治疗的，可以由公安机关协助医疗机构采取措施对患者实施住院治疗。

在相关机构出具再次诊断结论、鉴定报告前，收治精神障碍患者的医疗机构应当按照诊疗规范的要求对患者实施住院治疗。

**第三十六条** 诊断结论表明需要住院治疗的精神障碍患者，本人没有能力办理住院手续的，由其监护人办理住院手续；患者属于查找不到监护人的流浪乞讨人员的，由送诊的有关部门办理住院手续。

精神障碍患者有本法第三十条第二款第二项情形，其监护人不办理住院手续的，由患者所在单位、村民委员会或者居民委员会办理住院手续，并由医疗机构在患者病历中予以记录。

**第三十七条** 医疗机构及其医务人员应当将精神障碍患者在诊断、治疗过程中享有的权利，告知患者或者其监护人。

**第三十八条** 医疗机构应当配备适宜的设施、设备，保护就诊和住院治疗的精神障碍患者的人身安全，防止其受到伤害，并为住院患者创造尽可能接近正常生活的环境和条件。

**第三十九条** 医疗机构及其医务人员应当遵循精神障碍诊断标准和治疗规范，制定治疗方案，并向精神障碍患者或者其监护人告知治疗方案和治疗方法、目的以及可能产生的后果。

**第四十条** 精神障碍患者在医疗机构内发生或者将要发生伤害自身、危害他人安全、扰乱医疗秩序的行为，医疗机构及其医务人员在没有其他可替代措施的情况下，可以实施约束、隔离等保护性医疗措施。实施保护性医疗措施应当遵循诊断标准和治疗规范，并在实施后告知患者的监护人。

禁止利用约束、隔离等保护性医疗措施惩罚精神障碍患者。

**第四十一条** 对精神障碍患者使用药物，应当以诊断和治疗为目的，使用安全、有效的药物，不得为诊断或者治疗以外的目的使用药物。

医疗机构不得强迫精神障碍患者从事生产劳动。

**第四十二条** 禁止对依照本法第三十条第二款规定实施住院治疗的精神障碍患者实施以治疗精神障碍为目的的外科手术。

**第四十三条** 医疗机构对精神障碍患者实施下列治疗措施，应当向患者或者其监护人告知医疗风险、替代医疗方案等情况，并取得患者的书面同意；无法取得患者意见的，应当取得其监护人的书面同意，并经本医疗机构伦理委员会批准：

（一）导致人体器官丧失功能的外科手术；

（二）与精神障碍治疗有关的实验性临床医疗。

实施前款第一项治疗措施，因情况紧急查找不到监护人的，应当取得本医疗机构负责人和伦理委员会批准。

禁止对精神障碍患者实施与治疗其精神障碍无关的实验性临床医疗。

**第四十四条** 自愿住院治疗的精神障碍患者可以随时要求出院，医疗机构应当同意。

对有本法第三十条第二款第一项情形的精神障碍患者实施住院治疗的，监护人可以随时要求患者出院，医疗机构应当同意。

医疗机构认为前两款规定的精神障碍患者不宜出院的，应当告知不宜出院的理由；患者或者其监护人仍要求出院的，执业医师应当在病历资料中详细记录告知的过程，同时提出出院后的医学建议，患者或者其监护人应当签字确认。

对有本法第三十条第二款第二项情形的精神障碍患者实施住院治疗，医疗机构认为患者可以出院的，应当立即告知患者及其监护人。

医疗机构应当根据精神障碍患者病情，及时组织精神科执业医师对依照本法第三十条第二款规定实施住院治疗的患者进行检查评估。评估结果表明患者不需要继续住院治疗的，医疗机构应当立即通知患者及其监护人。

　　**第四十五条**　精神障碍患者出院，本人没有能力办理出院手续的，监护人应当为其办理出院手续。

　　**第四十六条**　医疗机构及其医务人员应当尊重住院精神障碍患者的通讯和会见探访者等权利。除在急性发病期或者为了避免妨碍治疗可以暂时性限制外，不得限制患者的通讯和会见探访者等权利。

　　**第四十七条**　医疗机构及其医务人员应当在病历资料中如实记录精神障碍患者的病情、治疗措施、用药情况、实施约束、隔离措施等内容，并如实告知患者或者其监护人。患者及其监护人可以查阅、复制病历资料；但是，患者查阅、复制病历资料可能对其治疗产生不利影响的除外。病历资料保存期限不得少于三十年。

　　**第四十八条**　医疗机构不得因就诊者是精神障碍患者，推诿或者拒绝为其治疗属于本医疗机构诊疗范围的其他疾病。

　　**第四十九条**　精神障碍患者的监护人应当妥善看护未住院治疗的患者，按照医嘱督促其按时服药、接受随访或者治疗。村民委员会、居民委员会、患者所在单位等应当依患者或者其监护人的请求，对监护人看护患者提供必要的帮助。

　　**第五十条**　县级以上地方人民政府卫生行政部门应当定期就下列事项对本行政区域内从事精神障碍诊断、治疗的医疗机构进行检查：

　　（一）相关人员、设施、设备是否符合本法要求；

　　（二）诊疗行为是否符合本法以及诊断标准、治疗规范的规定；

（三）对精神障碍患者实施住院治疗的程序是否符合本法规定；

（四）是否依法维护精神障碍患者的合法权益。

县级以上地方人民政府卫生行政部门进行前款规定的检查，应当听取精神障碍患者及其监护人的意见；发现存在违反本法行为的，应当立即制止或者责令改正，并依法作出处理。

**第五十一条** 心理治疗活动应当在医疗机构内开展。专门从事心理治疗的人员不得从事精神障碍的诊断，不得为精神障碍患者开具处方或者提供外科治疗。心理治疗的技术规范由国务院卫生行政部门制定。

**第五十二条** 监狱、强制隔离戒毒所等场所应当采取措施，保证患有精神障碍的服刑人员、强制隔离戒毒人员等获得治疗。

**第五十三条** 精神障碍患者违反治安管理处罚法或者触犯刑法的，依照有关法律的规定处理。

# 第四章　精神障碍的康复

**第五十四条** 社区康复机构应当为需要康复的精神障碍患者提供场所和条件，对患者进行生活自理能力和社会适应能力等方面的康复训练。

**第五十五条** 医疗机构应当为在家居住的严重精神障碍患者提供精神科基本药物维持治疗，并为社区康复机构提供有关精神障碍康复的技术指导和支持。

社区卫生服务机构、乡镇卫生院、村卫生室应当建立严重精神障碍患者的健康档案，对在家居住的严重精神障碍患者进行定期随访，指导患者服药和开展康复训练，并对患者的监护人进行精神卫生知识和看护知识的培训。县级人民政府卫生行政部门应当为社区卫生服务机构、乡镇卫生院、村卫生室开展上述工作给予指导和培训。

**第五十六条** 村民委员会、居民委员会应当为生活困难的精神障碍患者家庭提供帮助，并向所在地乡镇人民政府或者街道办事处以及县级人民政府有关部门反映患者及其家庭的情况和要求，帮助其解决实际困难，为患者融入社会创造条件。

**第五十七条** 残疾人组织或者残疾人康复机构应当根据精神障碍患者康复的需要，组织患者参加康复活动。

**第五十八条** 用人单位应当根据精神障碍患者的实际情况，安排患者从事力所能及的工作，保障患者享有同等待遇，安排患者参加必要的职业技能培训，提高患者的就业能力，为患者创造适宜的工作环境，对患者在工作中取得的成绩予以鼓励。

**第五十九条** 精神障碍患者的监护人应当协助患者进行生活自理能力和社会适应能力等方面的康复训练。

精神障碍患者的监护人在看护患者过程中需要技术指导的，社区卫生服务机构或者乡镇卫生院、村卫生室、社区康复机构应当提供。


# 第五章　保障措施


**第六十条** 县级以上人民政府卫生行政部门会同有关部门依据国民经济和社会发展规划的要求，制定精神卫生工作规划并组织实施。

精神卫生监测和专题调查结果应当作为制定精神卫生工作规划的依据。

第六十一条　省、自治区、直辖市人民政府根据本行政区域的实际情况，统筹规划，整合资源，建设和完善精神卫生服务体系，加强精神障碍预防、治疗和康复服务能力建设。

县级人民政府根据本行政区域的实际情况，统筹规划，建立精神障碍患者社区康复机构。

县级以上地方人民政府应当采取措施，鼓励和支持社会力量举办从事精神障碍诊断、治疗的医疗机构和精神障碍患者康复机构。

第六十二条　各级人民政府应当根据精神卫生工作需要，加大财政投入力度，保障精神卫生工作所需经费，将精神卫生工作经费列入本级财政预算。

第六十三条　国家加强基层精神卫生服务体系建设，扶持贫困地区、边远地区的精神卫生工作，保障城市社区、农村基层精神卫生工作所需经费。

第六十四条　医学院校应当加强精神医学的教学和研究，按照精神卫生工作的实际需要培养精神医学专门人才，为精神卫生工作提供人才保障。

第六十五条　综合性医疗机构应当按照国务院卫生行政部门的规定开设精神科门诊或者心理治疗门诊，提高精神障碍预防、诊断、治疗能力。

第六十六条　医疗机构应当组织医务人员学习精神卫生知识和相关法律、法规、政策。

从事精神障碍诊断、治疗、康复的机构应当定期组织医务人员、工作人员进行在岗培训，更新精神卫生知识。

县级以上人民政府卫生行政部门应当组织医务人员进行精神卫生知识培训，提高其识别精神障碍的能力。

**第六十七条** 师范院校应当为学生开设精神卫生课程；医学院校应当为非精神医学专业的学生开设精神卫生课程。

县级以上人民政府教育行政部门对教师进行上岗前和在岗培训，应当有精神卫生的内容，并定期组织心理健康教育教师、辅导人员进行专业培训。

**第六十八条** 县级以上人民政府卫生行政部门应当组织医疗机构为严重精神障碍患者免费提供基本公共卫生服务。

精神障碍患者的医疗费用按照国家有关社会保险的规定由基本医疗保险基金支付。医疗保险经办机构应当按照国家有关规定将精神障碍患者纳入城镇职工基本医疗保险、城镇居民基本医疗保险或者新型农村合作医疗的保障范围。县级人民政府应当按照国家有关规定对家庭经济困难的严重精神障碍患者参加基本医疗保险给予资助。医疗保障、财政等部门应当加强协调，简化程序，实现属于基本医疗保险基金支付的医疗费用由医疗机构与医疗保险经办机构直接结算。

精神障碍患者通过基本医疗保险支付医疗费用后仍有困难，或者不能通过基本医疗保险支付医疗费用的，医疗保障部门应当优先给予医疗救助。

**第六十九条** 对符合城乡最低生活保障条件的严重精神障碍患者，民政部门应当会同有关部门及时将其纳入最低生活保障。

对属于农村五保供养对象的严重精神障碍患者，以及城市中无劳动能力、无生活来源且无法定赡养、抚养、扶养义务人，或者其法定赡养、抚养、扶养义务人无赡养、抚养、扶养能力的严重精神障碍患者，民政部门应当按照国家有关规定予以供养、救助。

前两款规定以外的严重精神障碍患者确有困难的，民政部门可以采取临时救助等措施，帮助其解决生活困难。

第七十条　县级以上地方人民政府及其有关部门应当采取有效措施，保证患有精神障碍的适龄儿童、少年接受义务教育，扶持有劳动能力的精神障碍患者从事力所能及的劳动，并为已经康复的人员提供就业服务。

国家对安排精神障碍患者就业的用人单位依法给予税收优惠，并在生产、经营、技术、资金、物资、场地等方面给予扶持。

第七十一条　精神卫生工作人员的人格尊严、人身安全不受侵犯，精神卫生工作人员依法履行职责受法律保护。全社会应当尊重精神卫生工作人员。

县级以上人民政府及其有关部门、医疗机构、康复机构应当采取措施，加强对精神卫生工作人员的职业保护，提高精神卫生工作人员的待遇水平，并按照规定给予适当的津贴。精神卫生工作人员因工致伤、致残、死亡的，其工伤待遇以及抚恤按照国家有关规定执行。

# 第六章　法律责任

第七十二条　县级以上人民政府卫生行政部门和其他有关部门未依照本法规定履行精神卫生工作职责，或者滥用职权、玩忽职守、徇私舞弊的，由本级人民政府或者上一级人民政府有关部门责令改正，通报批评，对直接负责的主管人员和其他直接责任人员依法给予警告、记过或者记大过的处分；造成严重后果的，给予降级、撤职或者开除的处分。

第七十三条　不符合本法规定条件的医疗机构擅自从事精神

障碍诊断、治疗的，由县级以上人民政府卫生行政部门责令停止相关诊疗活动，给予警告，并处五千元以上一万元以下罚款，有违法所得的，没收违法所得；对直接负责的主管人员和其他直接责任人员依法给予或者责令给予降低岗位等级或者撤职、开除的处分；对有关医务人员，吊销其执业证书。

**第七十四条** 医疗机构及其工作人员有下列行为之一的，由县级以上人民政府卫生行政部门责令改正，给予警告；情节严重的，对直接负责的主管人员和其他直接责任人员依法给予或者责令给予降低岗位等级或者撤职、开除的处分，并可以责令有关医务人员暂停一个月以上六个月以下执业活动：

（一）拒绝对送诊的疑似精神障碍患者作出诊断的；

（二）对依照本法第三十条第二款规定实施住院治疗的患者未及时进行检查评估或者未根据评估结果作出处理的。

**第七十五条** 医疗机构及其工作人员有下列行为之一的，由县级以上人民政府卫生行政部门责令改正，对直接负责的主管人员和其他直接责任人员依法给予或者责令给予降低岗位等级或者撤职的处分；对有关医务人员，暂停六个月以上一年以下执业活动；情节严重的，给予或者责令给予开除的处分，并吊销有关医务人员的执业证书：

（一）违反本法规定实施约束、隔离等保护性医疗措施的；

（二）违反本法规定，强迫精神障碍患者劳动的；

（三）违反本法规定对精神障碍患者实施外科手术或者实验性临床医疗的；

（四）违反本法规定，侵害精神障碍患者的通讯和会见探访者等权利的；

（五）违反精神障碍诊断标准，将非精神障碍患者诊断为精神障碍患者的。

**第七十六条** 有下列情形之一的，由县级以上人民政府卫生行政部门、工商行政管理部门依据各自职责责令改正，给予警告，并处五千元以上一万元以下罚款，有违法所得的，没收违法所得；造成严重后果的，责令暂停六个月以上一年以下执业活动，直至吊销执业证书或者营业执照：

（一）心理咨询人员从事心理治疗或者精神障碍的诊断、治疗的；

（二）从事心理治疗的人员在医疗机构以外开展心理治疗活动的；

（三）专门从事心理治疗的人员从事精神障碍的诊断的；

（四）专门从事心理治疗的人员为精神障碍患者开具处方或者提供外科治疗的。

心理咨询人员、专门从事心理治疗的人员在心理咨询、心理治疗活动中造成他人人身、财产或者其他损害的，依法承担民事责任。

**第七十七条** 有关单位和个人违反本法第四条第三款规定，给精神障碍患者造成损害的，依法承担赔偿责任；对单位直接负责的主管人员和其他直接责任人员，还应当依法给予处分。

**第七十八条** 违反本法规定，有下列情形之一，给精神障碍患者或者其他公民造成人身、财产或者其他损害的，依法承担赔偿责任：

（一）将非精神障碍患者故意作为精神障碍患者送入医疗机构治疗的；

（二）精神障碍患者的监护人遗弃患者，或者有不履行监护职责的其他情形的；

（三）歧视、侮辱、虐待精神障碍患者，侵害患者的人格尊严、人身安全的；

（四）非法限制精神障碍患者人身自由的；

（五）其他侵害精神障碍患者合法权益的情形。

**第七十九条** 医疗机构出具的诊断结论表明精神障碍患者应当住院治疗而其监护人拒绝，致使患者造成他人人身、财产损害的，或者患者有其他造成他人人身、财产损害情形的，其监护人依法承担民事责任。

**第八十条** 在精神障碍的诊断、治疗、鉴定过程中，寻衅滋事，阻挠有关工作人员依照本法的规定履行职责，扰乱医疗机构、鉴定机构工作秩序的，依法给予治安管理处罚。

违反本法规定，有其他构成违反治安管理行为的，依法给予治安管理处罚。

**第八十一条** 违反本法规定，构成犯罪的，依法追究刑事责任。

**第八十二条** 精神障碍患者或者其监护人、近亲属认为行政机关、医疗机构或者其他有关单位和个人违反本法规定侵害患者合法权益的，可以依法提起诉讼。

# 第七章  附  则

**第八十三条** 本法所称精神障碍，是指由各种原因引起的感知、情感和思维等精神活动的紊乱或者异常，导致患者明显的心理痛苦或者社会适应等功能损害。

本法所称严重精神障碍，是指疾病症状严重，导致患者社会适应等功能严重损害、对自身健康状况或者客观现实不能完整认识，或者不能处理自身事务的精神障碍。

本法所称精神障碍患者的监护人，是指依照民法通则的有关规定可以担任监护人的人。

**第八十四条** 军队的精神卫生工作，由国务院和中央军事委员会依据本法制定管理办法。

**第八十五条** 本法自 2013 年 5 月 1 日起施行。